¿Cirugía nasal?

¡No caiga en las garras del

síndrome de la nariz vacía!

Christopher Martin

*Prólogo de Steven M. Houser, Doctor en Medicina,
autoridad médica en el síndrome de la nariz vacía*

Library of Congress Control Number: *2021901709*

Publicado por Martin Family Bookstore
Sauquoit, Nueva York, Los Estados Unidos
www.invisibleillnessbooks.com

Traducido por J.A. Guzmán,
cofundador de la International
Empty Nose Syndrome Association (ENSA).

Libro de bolsillo ISBN: *978-0-9908269-0-3*
Libro electrónico (eBook) ISBN: *978-0-9908269-2-7*

¿Cirugía nasal? ¡No caiga en las garras del síndrome de la nariz vacía! está dedicado a las personas que padecen, con frecuencia en silencio, el síndrome de la nariz vacía y que ven mermadas sus esperanzas, energía y vitalidad.

¿Cirugía nasal? ¡No caiga en la garras del síndrome de la nariz vacía! es una fiel traducción de la obra publicada por Christopher Martin, *Having Nasal Surgery? Don't You Become An Empty Nose Victim!,* si bien la edición española incluye un nuevo prólogo del Dr. Steven M. Houser donde refiere el creciente interés mostrado por la comunidad médica en el síndrome, siendo muestra de ello la nueva bibliografía aparecida, añade nuevas páginas webs y libros de interés en los Apéndices B y D e incluye las referencias bibliográficas médicas aparecidas desde el año 2007, en que fue publicada la obra original, al año 2015.

Advertencia

El contenido de este libro tiene como fin proporcionar consejos no profesionales que se basan en mi experiencia personal como enfermo nasal y sinusal al que le han sido diagnosticados rinosinusitis, rinitis alérgica y síndrome de la nariz vacía (SNV). Tan solo soy un enfermo de este síndrome y no soy ningún experto, ya que no tengo titulación ni formación médica. Es decir, no soy un profesional sanitario. Únicamente expreso en este libro mis ideas y comparto, por un lado, mis síntomas subjetivos del SNV y, por otro, los tratamientos que me han sido de utilidad. No obstante, aunque hayan sido efectivos en mi caso, cada persona responde de una forma distinta ante ellos, así que lo que me haya podido ser de ayuda, no tiene por qué serlo para otros. Recomiendo encarecidamente que analice los posibles tratamientos de este libro con su médico antes de poner cualquiera de ellos en práctica. La mejor forma de actuar cuando se tiene un problema de salud es consultar a un profesional médico. Por todo ello, no me responsabilizo de las decisiones que tomen los lectores de este libro.

Además, las opiniones e interpretaciones sobre los aspectos científicos del SNV, las cirugías de los cornetes, las formas de gestionar el SNV, los motivos por los que es difícil de diagnosticar y los análisis sobre el goteo posnasal son opiniones legas. Lo más interesante de este libro es que yo, aunque inexperto en la materia, sufro en mis carnes el SNV, a diferencia de la mayoría de médicos que lo tratan, pero, en cambio, no lo padecen.

Igualmente me gustaría indicar que las imágenes de los TAC de este libro no son representaciones anatómicas exactas, sino que tienen solo fines ilustrativos. Los tres primeros ejemplos de pacientes con SNV en el capítulo primero son ficticios, aunque representan fielmente lo que muchas víctimas de este síndrome experimentan.

Los ejemplos del capítulo octavo son igualmente ficticios y, si hubiera alguna similitud con casos concretos de personas vivas o fallecidas, es coincidencia.

En último lugar, me gustaría proteger la identidad de los especialistas en otorrinolaringología (ORL) que han tratado los problemas nasales y sinusales que he padecido, incluida la del doctor cuya operación tuvo como consecuencia el SNV. Si bien admito que me produce cierta frustración que algunos médicos no sean conscientes de los síntomas del SNV, la mayoría ha sido de ayuda, cada uno a su manera, y, por ello, les estoy agradecido por los tratamientos que me han proporcionado. Por todos esos motivos, solo proporcionaré la identidad de los otorrinolaring-ólogos que me han servido de mayor ayuda.

Índice

Agradecimientos

A ntes que nada, me gustaría dar las gracias al Señor Jesucristo, mi Salvador, por la fortaleza, la entereza y la misericordia que me ha concedido para escribir este libro.

Quisiera darle las gracias al traductor, don J. A. Guzmán, en primer lugar, por su iniciativa al comunicarme su intención de traducir al español mi obra; en segundo lugar, por aportar sus conocimientos sobre el SNV y, sobre todo, por su dedicación y perseverancia. Todo ello ha hecho realidad esta traducción que ahora está disponible para el público de habla española, para quien, sin duda, este libro será de gran utilidad. El Sr. Guzmán, que es también cofundador de la International Empty Nose Syndrome Association (ENSIA), quisiera, asimismo, agradecer el apoyo incalculable que a lo largo de los meses de trabajo que le ha llevado hacer realidad esta traducción, le han prestado la traductora profesional Erenia Castillo, sus padres, hermano, y amigos.

Me gustaría darle las gracias también a mi hermosa mujer, Colleen, que ha sido mi gran apoyo en las interminables horas que he dedicado a concebir y escribir este libro. Es una fuente de inspiración y de apoyo, no solo en los buenos, sino en los malos momentos. También quiero dar las gracias a mis hijos, Faith, Abigail, Luke, Jacob, Charity and Liberty, que dan gran alegría a mi vida.

Asimismo, quiero mostrar mi gratitud a mi padre, que me llevó en coche a Cleveland, Ohio, donde me pusieron los implantes de AlloDerm®. No solo me acompañó durante los procedimientos y mostró su apoyo, sino que ha dedicado tiempo a la revisión del libro y ha compartido conmigo sus opiniones.

Igualmente, quisiera darles las gracias a otros familiares por su amor y su apoyo, entre ellos, a mi madre, mis dos hermanas, Lori y Robin y sus familias, mi abuela materna y mi familia política, los Kissel, así como a otros que no menciono.

Me he visto abrumado por el apoyo de los siguientes doctores, a los que me gustaría darles mi más sincero agradecimiento:

- ◆ El Dr. Steven Houser de Cleveland, Ohio. Se trata de un excelente especialista en otorrinolaringología que me realizó dos intervenciones quirúrgicas con implantes, las cuales me han proporcionado mejoría. Además de eso, lleva a cabo labores humanitarias con personas que sufren el síndrome de la nariz vacía (SNV) proporcionándoles una enorme cantidad de información, examinando a numerosos pacientes y evaluando de forma voluntaria cientos de TAC de pacientes que padecen este síndrome. No solo ha sus opiniones y sus ánimos me proporcionaron la determinación suficiente para escribir esta obra. Se puede visitar su sitio web en www.metrohealth.org/physician/Steven-Houser-60046.

- ◆ El Dr. Murray Grossan de Los Ángeles, California. Desarrolló el sistema de irrigación nasal y sinusal Hydro Pulse® y ha escrito The Sinus Cure (La cura sinusal) y How to Be Free of Sinus Disease—Permanently! (Cómo librarse de enfermedades de los senos paranasales, para siempre). Me han servido de gran ayuda en mi tratamiento del SNV.

El Dr. Grossan, otorrinolaringólogo que ejerce en el centro médico Cedars-Sinai, ha leído este libro y me ha prestado apoyo y una gran cantidad de útiles sugerencias. Su sitio web no comercial es www.entconsult. com, y su sitio web comercial es www.hydromedonline. com.

♦ El Dr. Wellington Tichenor de Nueva York, Nueva York. Ha leído mi libro y además, no solo me ha aportado observaciones constructivas, sino que ha tenido la generosidad de aportar la introducción de este libro. El Dr. Tichenor es un médico especialista en sinusitis que, aunque no realiza intervenciones quirúrgicas, proporciona atención primaria a pacientes que no han respondido bien a la cirugía como, por ejemplo, pacientes con SNV. Es líder en la prevención y en el tratamiento del SNV. Su sitio web es www.sinuses.com, que ha recibido numerosos premios por su espléndido contenido.

♦ El Dr. Eugene Kern de Rochester, Minnesota. Igualmente ha leído mi libro y me ha aportado comentarios positivos y constructivos. Ejerce la otorrinolaringología en la clínica Mayo y fue presidente de la sociedad estadounidense de rinología American Rhinologic Society desde 1981 a 1982 y de la sociedad internacional de rinología International Rhinologic Society desde 1996 al 2000. Fue él quien acuñó el término «síndrome de la nariz vacía» en 1994. Tras tratar a personas con el SNV durante años, ha dado conferencias sobre el tema y resumió más tarde sus descubrimientos en un artículo de investigación titulado «Atrophic Rhinitis: A Review of 242 Cases» (Rinitis atrófica: Estudio de 242 casos).

- Otros médicos que me han proporcionado cuidados médicos mientras trataba de mejorar el estado de mi nariz.

Me gustaría además expresar mi gratitud a mis amigos por la ayuda prestada. Entre ellos:

- Walton Mendelson, un experimentado diseñador de libros, que ha dedicado largas horas dándole forma al interior del libro, incluyendo la restauración y mejora de las imágenes. Su incansable contribución ha mejorado significantemente el resultado final.

- Ben Hower, que pasó innumerables horas revisando y editando este libro y que colaboró para mejorar notablemente la versión final gracias a sus sugerencias.

- Vincent Rondenelli, que ha realizado siete ilustraciones para este libro.

- Alex Wright, un diseñador gráfico que ayudó con el diseño de la portada revisada de este libro.

- Otros amigos que aquí no menciono.

Prólogo

del Dr. Steven M. Houser

L a primera vez que me encontré con el síndrome de la nariz vacía (SNV) fue durante mi cuarto año de residencia. Me encontraba asistiendo al Dr. X durante procedimientos quirúrgicos nasales que incluían septoplastias y reducciones de los cornetes. Tuve la ocasión de ver de primera mano cómo el Dr. X cogía unas tijeras anguladas para la nariz, presionaba su superficie cortante contra la parte anterior del cornete interior, cortaba y retiraba un largo trozo de la mucosa del cornete inferior; y por último, sacaba un extenso fragmento de tejido mucoso que parecía una larga babosa. Por mi parte, me encargaba de retirar los tapones nasales de los pacientes el día después de la operación mientras rezaba para que la hemorragia cesara para no tener que volver a taponarla.

Estuve meses rotando en el hospital con el Dr. X. Un día cogí los historiales médicos para ver cuál era el siguiente paciente con problemas nasales. Entré en la habitación y me presenté a una mujer afroamericana de mediana edad, que se quejaba de obstrucción y congestión nasal, además de que parecía que tenía dificultades para respirar. El Dr. X le había operado la nariz años antes, aunque no había sentido mejoría. De hecho, parecía encontrarse peor. Me resultó curioso que mencionara que parecía que respiraba mejor cuando se resfriaba. Después, la examiné y me quedé de piedra cuando vi sus amplias fosas nasales. Tanto era así, que alcanzaba a ver su velo del paladar con facilidad, ya que los cornetes inferiores eran tan solo pequeñas arrugas a cada lado.

¿Por qué se quejaba esta mujer de sufrir una respiración tan deficiente con una nariz tan despejada? No me lo podía explicar. Presenté el caso al Dr. X, el cual se mostró dubitativo e incapaz de dar una explicación a los síntomas.

Desde ese momento, me propuse buscar la causa de este problema y me puse en contacto con el Dr. Murray Grossan, con quien enseguida entablé amistad. Empecé a darle vueltas al SNV y lo investigué tan a fondo como pude. Al final, decidí empezar hacer una reconstrucción que simulara los cornetes que les faltaban a estos pacientes. Pensé que este era el enfoque adecuado, aunque tardé tiempo en averiguar por qué motivo funcionaba. Tras reunirme con pacientes que se habían sometido a una operación y que tenían tejido que parecía normal, pero que aun así describían los mismos síntomas del SNV, fue cuando centré mi atención en la función sensorial en lugar de la anatomía. «Tuvimos suerte» al hacer una reconstrucción de los cornetes, ya que, aunque el objetivo era normalizar los patrones de flujo aéreo, en realidad ayudaba porque redirigía el flujo de aire desde un zona no sensorial a otra con una sensibilidad normal. Mi hipótesis de trabajo para explicar el origen del SNV es que los nervios sensoriales no vuelven a crecer cuando hay un daño de la mucosa, que es en lo que me baso para guiarme en su tratamiento.

Me gustaría creer que a lo largo de los años he conseguido que algunos pacientes se sientan mejor no solo proporcionándoles información que pudieran comprender, sino también gracias a los implantes quirúrgicos. Con el tiempo, hemos mejorado nuestras técnicas y hemos intentado compartir estas ideas con otros cirujanos para que ayuden a más personas. Hay muchos artículos sobre el SNV de numerosos autores de todo el mundo que son la prueba de que el interés en este campo está en aumento.

Chris acudió a mí tiempo después de que empezara a tratar el SNV. Había perdido una gran cantidad de tejido y después de hacerle una prueba del algodón, calculé las medidas adecuadas para un implante que ha tenido como resultado la mejora de los síntomas de este síndrome. Más tarde, en febrero de 2007, se sometió a un segundo implante quirúrgico, el cual le ha hecho sentirse aún mejor.

La historia de Chris es conmovedora, y la cuenta desde un punto de vista muy personal con el fin de servir de inspiración a otros. Además, repasa los aspectos científicos relacionados con el SNV que resultan útiles para informar a otros que se encuentren en la misma difícil situación y da buenos consejos a pacientes con el SNV. Espero que este libro consiga la atención que se merece. Desde luego, yo se lo recomiendo a los pacientes que trato que sufren este síndrome.

El Dr. Houser es especialista en otorrinolaringología en el centro médico MetroHealth en Cleveland e igualmente es profesor adjunto de Otorrinolaringología y de Cirugía de Cabeza y Cuello en la Universidad Case Western Reserve.

Introducción

del Dr. Wellington S. Tichenor

M e interesé por primera vez por el síndrome de la nariz vacía (SNV) cuando empecé a tratar a una gran cantidad de pacientes con sinusitis hace veinte años.

Me causa gran impresión los estragos que experimentan los pacientes con este síndrome. Como consecuencia de una causa iatrogénica (es decir, a causa de un tratamiento médico), las vidas de personas de provecho se ven profundamente afectadas. Si bien antes de someterse a cirugía, podían llevar una vida con distintos grados de dificultad, después se ven completamente incapacitados.

Recuerdo a uno de mis pacientes que era el presidente de una gran corporación, que se tuvo que jubilar anticipadamente porque no podía hacerse cargo de su alto nivel de responsabilidad. Se centró tanto en la debilitación que le había causado el SNV que le costaba trabajo dedicarse a cualquier otra cosa. De hecho, se describía a sí mismo como un amputado cuádruple, ya que le habían extirpado los cornetes medios e inferiores de ambas fosas. Llegó a escribir un poema titulado *Oda a los cornetes*.

En mi trabajo como especialista médico de sinusitis, trato sobre todo a pacientes que se hayan sometido a una cirugía que no haya tenido resultados satisfactorios. La mayoría, como consecuencia, sufren tanto sinusitis como SNV. A través de mi sitio web *Sinusitis: A Treatment Plan that works for Allergy and Asthma too* (Sinusitis: Un plan de tratamiento que funciona para la alergia y el asma) en www.sinuses.com, recibo numerosos correos electrónicos de personas que se han sometido a cirugía pero que no han encon- trado mejoría. Al igual que en el caso de mis pacientes, muchos de estos correos provienen de personas que sufren el SNV.

No obstante, es importante dejar claro que algunos pacientes que se someten a una cirugía extensa de los cornetes no parecen estar sufriendo nada; se tratan de los afortunados que consiguen no experimentar síntomas graves pese a haber perdido gran cantidad de tejido. Por desgracia, solo se puede saber a posteriori a qué pacientes se les puede extraer más tejido de forma segura y a cuáles les supondría consecuencias desastrosas. Aun así, también hay que señalar que pese a que haya pacientes que no sufran el SNV por una cirugía de los cornetes, es posible que sufran sinusitis recurrentes como resultado de la formación cicatrizal.

Hay demasiados cirujanos en la actualidad que creen que pueden extraer grandes cantidades de tejido de los cornetes de forma indiscriminada y, de hecho, existe desacuerdo en la especial- idad sobre si se puede llevar a cabo esta cirugía con mínimas complica-ciones. En mi caso, defiendo firmemente una cirugía conservadora de los cornetes en la que se extraiga el mínimo de tejido posible.

En último lugar, hay muy pocos profesionales médicos que saben cómo tratar a pacientes que sufren este síndrome. Espero que este libro ayude tanto a estos, como a los que tienen la posibilidad de evitar las horribles complicaciones de esta cirugía gracias a que les orienta hacia un plan de tratamiento que funcione, y no uno que les haga empeorar.

El Dr. Tichenor, especialista en sinusitis en la ciudad de Nueva York, imparte todos los años un curso de técnica endoscópica en pacientes previamente sometidos a cirugía sinusal en American Academy of Allergy, Asthma and Immunology. Recientemente ha escrito un artículo titulado «Nasal and Sinus Endoscopy for Medical Management of Resistant Rhinosinusitis, Including Post-surgical Patients» (Endoscopia nasal y sinusal para la gestión médica de rinosinusitis resistente, incluida en pacientes posquirúrgicos), que será publicado en Journal of Allergy and Clinical Immunology y que actualmente está disponible en el sitio web www.aaaai.org de American Academy of Allergy, Asthma and Immunology.

Como apunte personal, el Dr. Tichenor padece de sinusitis crónica y se ha sometido a dos operaciones, aunque ha tenido la suerte de que no le hayan extirpado demasiado tejido de los cornetes, ya que el cirujano se limitó a eliminar exclusivamente el mínimo tejido para acceder a los senos paranasales que necesitaba para intervenir.

¿Cirugía nasal?

¡No caiga en las garras del

Síndrome de la nariz vacía!

Christopher Martin

Capítulo primero

El síndrome de la nariz vacía

En la primavera del 2003, una agradecida señora viajó 120 km para darle las gracias en persona al Dr. Murray Grossan de Los Ángeles, California, un conocido especiallista en otorrinolaringología (ORL).[*1] El motivo era que se le había programado una turbinectomía bilateral a su hijo, que entonces tenía doce años. En esta intervención quirúrgica, se extrae tejido nasal interno conocido como cornetes. Pero en el 2001 leyó un artículo de Los Angeles Times titulado «Sniffing at Empty Nose Idea» (Husmear la idea de una nariz vacía) escrito por Aaron Zitner, en el que se citaba al Dr. Grossan, el cual se oponía a estos procedimientos por las posibles complicaciones que conllevan como, por ejemplo, el SNV. Por eso, canceló la operación, consultó a un alergólogo y el problema nasal de su hijo desapareció. Su hijo se ahorró ser un paciente con SNV de por vida.

Sin embargo, otros no han tenido tanta suerte, pues han conocido de primera mano lo que implica el SNV:

---

[*] En este libro se utilizan los términos especialista en ORL, doctor en ORL, médico ORL y cirujano ORL indistintamente para referirse a un doctor en ejercicio, y en algunos casos, puede que practique la cirugía. Estos profesionales son iguales que los otolaringólogos, aunque los cirujanos plásticos también practican cirugías de los cornetes. Los cirujanos plásticos y los otorrinolaringólogos pueden colaborar para evitar que el SNV se convierta en una complicación de la cirugía de los cornetes y para sensibilizar acerca del SNV. No obstante, debido a que los otorrinolaringólogos están especializados en el tratamiento de la nariz, tienen la posición más favorable para atender, diagnosticar y proporcionar un remedio a pacientes con SNV.

◆ Sensación aterradora y constante de dificultad para respirar (pese a tener las fosas nasales despejadas)

◆ Sequedad nasal crónica

◆ Mucosidad espesa y viscosa

◆ Deterioro del sentido del olfato

◆ Trastorno del sueño

◆ Intolerancia al aire frío y seco

◆ Irritabilidad, ansiedad y depresión

◆ Incredulidad por parte de médicos ante estos síntomas

A continuación, tres casos ilustran cómo el SNV puede tener un impacto negativo en la calidad de vida del paciente:

◆ «Elsie» era una chica popular que iba a la escuela de enfermería y que esperaba conocer al hombre de sus sueños. Tras someterse a una turbinectomía, se empezó a sentir fatigada, abandonó sus estudios, su relación con los chicos fue disminuyendo y no había ningún medicamento que pudiera ayudarla. Parecía que la mayoría de los médicos no entendía qué le estaba ocurriendo, así que le recetaban ansiolíticos y antidepresivos. Lo que le ocurría era que tenía SNV.

◆ Antes de operarse, «Jim» era una persona con buen humor, seguridad y preparado para afrontar los principales retos que plantea la vida. En su caso, experimentó leves problemas sinusales y tenía el tabique nasal desviado, es decir, la pared del medio de la nariz estaba torcida. Entonces, se sometió a un procedimiento quirúrgico que se conoce como septoplastia con el fin de corregir dicha desviación. Fue después de la operación cuando se enteró de que, además, le habían extraído tejido de los cornetes. A partir de este momento, se empezó a sentir mareado como si no le llegara suficiente oxígeno al cerebro y pocas veces se despertaba descansado tras una larga noche de sueño. Así que se ponía algodón en la nariz. Hacía cualquier cosa para aliviar la sequedad que sentía. Algunos médicos le dijeron que dejara ya el tema, mientras que otros le confirmaban lo que él ya sospechaba, es decir, que tenía SNV.

♦ Antes de operarse, «Mike» era una persona con mucha energía, a la que le encantaba jugar al tenis e irse a correr; de hecho, podía hacer cualquiera de estas dos actividades durante cinco horas seguidas. Tras su operación de los cornetes, no podía ni correr ni tenía suficiente energía para jugar al tenis, y mucho menos para trabajar. Mike sufría graves dificultades para respirar, lo que le supuso un profundo problema para concentrarse, y también tenía recaídas de infecciones sinusales. Algunos médicos le recetaron antibióticos, y hubo uno que llegó a recomendarle que se le extrajera más cornetes. Lo que le ocurría era que tenía SNV.

Breve información sobre el síndrome de la nariz vacía

El SNV es una afección grave y de origen iatrogénico que tiene lugar después de que un otorrinolaringólogo o un cirujano plástico extirpen demasiado tejido de los cornetes. El Dr. Eugene Kern de la clínica Mayo acuñó el término «síndrome de la nariz vacía» en el verano de 1994. Un día le mostró a una cirujana sueca que se encontraba de visita, la Dra. Monica Stenquist, unos TAC de pacientes que se habían sometido a cirugía de los cornetes. Le indicó cómo estos escáneres dejaban ver que no había nada en la nariz, a lo que la Dra. Stenquist respondió que parecían «vacías». De aquí proviene el término síndrome de la nariz vacía.[2]

Los cornetes realizan importantes funciones, entre ellas, dirigen de forma laminar (es decir, de forma ordenada) el flujo de aire que entra en la nariz, a la vez que calientan, humidifican y depuran el aire. Estas funciones acondicionan el aire antes de que llegue a los pulmones. Los cornetes ofrecen además un 50% de la resistencia nasal al flujo de aire que va hacia los pulmones, lo que resulta fundamental para que estos tengan un funcionamiento óptimo. Cuando se extirpa demasiado tejido de los cornetes, la nariz es incapaz de realizar estas funciones tan trascendentales.

En algunas ocasiones, los otorrinolaringólogos y los cirujanos plásticos extraen tejido de los cornetes después de que se hayan intentado otros tratamientos, como los aerosoles nasales con esteroides, antihistamínicos, vacunas para la alergia y descongestionantes; todo con el fin de facilitar la respiración. Y para ello reducen el tamaño de los cornetes hipertróficos, que impiden el paso de gran cantidad de aire. A menudo, este aumento se debe a rinitis alérgicas, rinitis vasomotoras (rinitis no alérgicas), abuso de descongestionantes intranasales o puede deberse a una desviación del tabique nasal. Si bien es cierto que una cirugía de los cornetes conservadora puede ser efectiva para aliviar los síntomas relacionados con un aumento de los cornetes, como son la congestión nasal y dolores de cabeza, si esta cirugía acaba en el SNV, entonces puede tener terribles consecuencias.

Un síntoma del SNV que provoca gran desconcierto es la sensación de dificultad para respirar o de que no se puede respirar bien a pesar de que la cavidad nasal está despejada. Este fenómeno se denomina obstrucción paradójica. Otros síntomas son sequedad nasal crónica, dificultad para concentrarse, sueño ligero, frecuentes dolores de cabeza, aumento de la reactividad pulmonar ante componentes volátiles o productos irritantes de transmisión aérea, disminución del sentido del olfato, mucosidad espesa y viscosa, costras ocasionales (mucosidad seca), hemorragias nasales ocasionales, en ocasiones infecciones sinusales recurrentes y fatiga; todo esto puede derivar en ansiedad y depresión.

Algunos de los mejores médicos han descrito el SNV como una afección «gravemente debilitante», «horrible», «totalmente incapacitante», «inquietante», «angustiosa» y que hace que el paciente se sienta «desgraciado».[3-7] Un gran índice de pacientes con el SNV padece ansiedad y depresión, y a la mayoría le preocupa las dificultades que tiene para respirar.[8] A diferencia de otros problemas temporales como la fractura de una pierna, la respiración es una actividad constante. Y además, la respiración por la nariz, que además es mucho más agradable y más protectora contra infecciones que por la boca, resulta dañada.

Aquí se puede comparar el SNV con las siguientes enfermedades respiratorias:

Una persona que padece enfermedad pulmonar obstructiva crónica (EPOC) no obtiene suficiente oxígeno debido a que sus pulmones están dañados, aunque, al menos, logran sentirse mejor con un tanque de oxígeno.

Una persona con asma grave sufre de falta de aire en sus pulmones durante un ataque, aunque con la prescripción de medicación adecuada o aplicando cambios ambientales, puede sentirse mejor y puede llevar una vida normal.

Ahora imagine que el paciente sufre una enfermedad en la que cada hora de cada día no le llega suficiente aire y no hay oxígeno ni medicación que puedan ayudarle con sus problemas para respirar. Y lo que es peor aún, los médicos hacen caso omiso de esta persona porque su nariz está «despejada». De eso se trata el SNV.

Se desconoce la incidencia del SNV, pero puede que haya millones de personas que sufran el SNV en los EE. UU., con distintos grados de síntomas. Y es posible que estas personas, de distintas condiciones sociales, no sepan identificarlo adecuadamente o no sepan qué hacer al respecto. Igualmente, puede haber algunos que se sometan a intervenciones pensando que mejorarán sus síntomas nasales, para descubrir tras la operación que lo único que les queda es un problema aún mayos: el SNV.

Relación entre sinusitis, rinitis alérgica, asma y el SNV

En primer lugar, es fundamental entender el aclaramiento mucociliar para comprender mejor de qué manera están interrelacionados la sinusitis, la rinitis alérgica, el asma y el SNV. Yo, al igual que *muchas* personas que sufren este síndrome, tengo rinitis alérgica porque una alergia suele conllevar un aumento de los cornetes, ante lo que los médicos deciden extirpar. Al igual que *algunas* personas que sufren este síndrome, tengo sinusitis porque se suele realizar una cirugía sinusal (para la sinusitis) junto con una cirugía de los cornetes; y es esta la que puede producir el SNV.

Aclaramiento mucociliar

Las membranas mucosas (o sencillamente, la mucosa) tienen numerosas glándulas que segregan moco.* Cubren la nariz, las

---

* Suele haber confusión entre los términos mocos o mucosidad, y mucosa. Por un lado, moco o mucosidad se refieren a dos capas: una capa en fase sol (fina) y una capa superior en fase gel (espesa). La fase gel atrapa partículas; y toda la capa

cavidades sinusales y los tractos respiratorios y digestivos. Las glándulas de las membranas mucosas segregan entre uno y dos litros de mocos al día. Estos actúan como la primera línea defensiva de la nariz y son una zona para atrapar partículas extrañas, a la vez que humidifican el aire.

Las células ciliadas sanas baten 16 veces por segundo y permiten que el moco con las partículas pasen por la membrana mucosa hasta la garganta, el esófago y el estómago. Los ácidos estomacales matan las bacterias, los virus, los mohos y los hongos; el moco se descompone y, finalmente, es excretado.

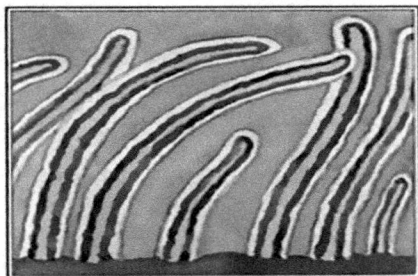

Figura1.Cilios

Cuando todo funciona bien, el aclaramiento mucociliar ocurre sin que seamos conscientes de ello. Sin embargo, cuando la mucosa está inflamada, las glándulas mucosas segregan aún más moco para combatir infecciones. Los cilios bajan su ritmo de batidas y el moco no es drenado correctamente. Por ejemplo, un estudio ha puesto de manifiesto que los cilios nasales de personas con sinusitis crónica y

---

mucosa (sol, gel y partículas) es transportada por los cilios a la faringe (garganta),donde es tragada. Las membranas mucosas tienen numerosas glándulas que producen mocos, por eso, están cubiertas de moco.

goteo posnasal baten seis veces por segundo, lo cual es significativamente inferior a la velocidad de cilios sanos.[9] En con-secuencia, queda moco estancado, las bacterias se multiplican y la infección se vuelva más persistente. En último lugar, una reducción del flujo mucociliar puede aumentar a largo plazo los riesgos de sufrir sinusitis e incluso de problemas en las vías respiratorias bajas como, por ejemplo, el asma.

Definiciones básicas de enfermedades inflamatorias

1. La rinitis alérgica tiene lugar a causa de que los alérgenos (p. ej., polen, polvo, moho o tabaco) que están suspendidos en el aire provocan una respuesta del sistema inmunitario. Esta consiste en la producción de inmunoglobulina E (IgE). Una mayor exposición conlleva una inflamación de la mucosa nasal. La IgE es un anticuerpo, es decir, una proteína que el sistema inmunitario utiliza para combatir una infección. Entre los síntomas se encuentran la congestión nasal, la secreción nasal acuosa, estornudos, picor en nariz y ojos, y ojos lacrimosos. Las alergias que no se tratan pueden acabar en una disminución del funcionamiento de los cilios nasales, lo que, a su vez, puede predisponer a una o repetidas infecciones y sinusitis. Esto explicaría por qué hasta el 80% de las personas que sufren sinusitis también padecen alergia.[10]

2. La sinusitis es una inflamación de los senos paranasales. La nariz es considerada la guardiana de los pulmones, así que las sinusitis que no se someten a un tratamiento pueden traer como consecuencia que el sistema inmunitario se debilite y, por tanto, que se exacerben los síntomas del asma.

Por ello, no resulta sorprendente que más del 50% de las personas asmáticas sufran además sinusitis crónicas. Entre el 15% y el 56% de las personas que tiene sinusitis o rinitis alérgicas también tiene asma.[11]

3. Rinosinusitis es un término más moderno que significa inflamación de la nariz y de los senos paranasales. Se usa como sinónimo de sinusitis, aunque podría ser más adecuado, porque, si bien se puede padecer solo la inflamación de la nariz (rinitis) o solo de los senos paranasales (sinusitis), la mayoría de los pacientes que tienen los senos inflamados también tienen la nariz inflamada. Esto se debe a la interrelación entre la nariz y los senos. Se usan los términos indistintamente en este libro.

4. Asma consiste en una constricción reversible de las vías respiratorias. Estas se inflaman y quedan recubiertas con acumulación excesiva de mucosidad. Los síntomas que tiene son respiración sibilante y dificultosa. Por ello, las personas con SNV que, además, padecen de asma, tienen mayores problemas para respirar que los que solo tienen el síndrome.

Resulta curioso que el 60% de personas asmáticas tiene asma provocado por una alergia; esto significa que es la alergia la que activa o causa los síntomas asmáticos. Por lo tanto, si se trata adecuadamente la alergia siguiendo las siguientes estrategias presentadas en este libro, se puede prevenir o mejorar notablemente el asma en muchos casos. Aun así, se debe tener en cuenta que las personas asmáticas deben seguir las prescripciones de su médico, ya que podrían necesitar un tratamiento específico adicional para el asma como, por ejemplo, un inhalador.

El Dr. Terence Davidson de San Diego (California, EE. UU.),

el cual introdujo la idea de añadir antibióticos a las irrigaciones de suero fisiológico pulsátiles, publicó en su sitio web la siguiente hipotética conversación entre un médico y un paciente en una consulta relacionada con un tratamiento alérgico, durante la que el paciente hace preguntas sobre procedimientos quirúrgicos para tratar la rinitis alérgica:[12]

Paciente: He oído que existen cirugías láser que reducen, como mínimo, los síntomas de la rinitis alérgica.

Médico: Sí, hay todo tipo de procedimientos con bisturís, cauterios, láseres, instrumentos que cauteriza aplicando calor o frío intenso, etc. Todos pretenden reducir el tamaño de los cornetes, los cuales tienen la función de humidificar, depurar y calentar el aire que inspira. Si eliminamos suficiente tejido de los cornetes, su nariz quedará despejada, con lo que se podrían reducir los síntomas de la rinitis alérgica.

Paciente: Parece una buena solución. La verdad es que es mejor que llenar mi cuerpo con esteroides y tener que ahogarme con lavados dos veces al año [*Se refiere a la irrigación de suero fisiológico, lo cual es un miedo irracional, ya que no tiene lugar con esta técnica*].

Médico: Me parece muy bien que se lo tome con humor. No obstante, la cirugía en los cornetes conlleva un riesgo negativo. Supongamos que la cirugía va bien, la cirugía menos invasiva solo funciona a corto plazo, algo así como un año. Luego habría que repetir el tratamiento. Los procedimientos más permanentes, como la cirugía láser que ha mencionado, dañan su nariz de por vida. Un tiempo después, cuando la mucosa sufra cierta atrofia a causa del envejecimiento, de repente no tendrá suficiente mucosidad para humidificar, depurar y calentar el aire que inspire, así que su nariz estará seca, tendrá costras, se infectará y le dolerá. Se trata de una enfermedad terrible llamada rinitis atrófica o, en algunos casos, se llama *síndrome de la nariz vacía.*

Mi perspectiva del SNV

No es fácil sobrellevar el SNV; y los síntomas que sufro todo el tiempo, aunque sean subjetivos, me resultan dolorosamente palpables. Requiere mucha energía gestionar esta enfermedad, ya que suele requerir al menos una hora de cada uno de mis días, entre los lavados nasales con suero fisiológico, la preparación de infusiones y medicinas y los cambios que tengo que hacer en mi entorno. En conclusión, yo sé lo que siento y esa percepción es una realidad para mí y para muchas otras personas que sufren este síndrome. No obstante, no me quejo.

Por desgracia, el médico que realizó la turbinectomía parcial ya ha fallecido, y no solo no le guardo rencor, sino que le perdono. Nunca he sentido resentimiento hacia él, sino más bien sosiego, puesto que de haberme sentido así, de poco me habría servido y además me habría perjudicado, ya que me habría corroído por dentro. Además, un sentimiento así no puede cambiar lo ocurrido.

Así pues, canalizo mejor mi energía en un sentido constructivo, es decir, ayudándome a mí y a otros. Por eso, mis objetivos son tratar de llevar el SNV sin quejarme, evitar rencores hacia otros y compartir información útil sobre este síndrome con otros que también la sufren.

El sufrimiento de quienes tienen el SNV

Muchos de los que padecen este síndrome están resentidos consigo mismos por someterse a una cirugía en los cornetes demasiado agresiva o con el médico que la realizó, y afirman que harían lo que fuese con tal de recuperar sus cornetes. Otros tienen la sensación de que su vida se ha visto gravemente perjudicada. Otros se sienten solos e incomprendidos en lo que a su sufrimiento se refiere. Otros suelen buscar opiniones médicas a la espera de que se pueda hacer algo, lo que sea, para aliviar sus síntomas.

Los médicos suelen derivar a quienes sufren el SNV a un psiquiatra o a un asesor de salud mental debido a una depresión. Si bien es posible que el asesoramiento o la medicación psicotrópica sean necesarios, en realidad no resuelven el problema físico que subyace en lo profundo de la depresión: el SNV.

La mayoría de los pacientes con SNV afirman que no se les informó adecuadamente de las posibles complicaciones que conllevaba este síndrome antes de someterse a la operación que se les realizó en los cornetes y se quedan con la duda de si el otorrinolaringólogo o el cirujano plástico les ha extirpado más tejido del que creían que iban a extirpar, como en mi caso. Por desgracia, es probable que estos médicos no informaran a los pacientes de dichas complicaciones, no solo porque la mera mención del SNV podría desconcertarles o asustarles como es natural, sino también porque hay demasiados médicos que parecen no conocer bien el SNV.[13]

Esta falta de conocimientos de una enfermedad de origen nasal, como es el caso del SNV, tiene causas conocidas. El Dr. Maurice Cottle es el fundador de American Rhinologic Society en 1954 y de International Rhinologic Society en 1965, y además es partidario de las cirugías para el implante submucoso en el caso de personas con rinitis atrófica primaria. Afirmaba con frecuencia que podía observar que los síntomas tenían un origen nasal que, en ocasiones, los médicos o incluso los pacientes no creían.[14]

Es una verdadera lástima que la falta de conocimientos de los médicos de este síndrome haya aumentado en la actualidad la angustia de quienes lo padecen. Los médicos se quedan desconcertados cuando ven una nariz completamente despejada a la vez que el paciente afirma que no puede respirar. Entonces, restan importancia a los síntomas o incluso culpan al paciente en algunos casos. Como consecuencia, cuando una persona con SNV encuentra un médico que entiende los síntomas, supone una alegría para ella (y a menudo se muestra enormemente agradecida). Por no hablar, de cuando encuentran a uno que esté dispuesto a tratarle quirúrgicamente. No obstante, son una minoría los médicos que pertenecen a este grupo.

No hay duda de que haya otorrinolaringólogos que sientan compasión y deseen prestar ayuda y sugerencias prácticas para tratar los problemas nasales. Sin embargo, cuando se trata del SNV, da la sensación de que muchos no tienen muy claro cómo ayudar, con lo que fallan a la hora de reconocer los síntomas subjetivos que sufren cada día las personas con este síndrome. Esa es, al menos, mi experiencia después de haber visitado más de quince especialistas en ORL los últimos diez años. Después de todo, la mayoría de estos médicos no han vivido los síntomas en sus carnes y además no pueden conocer mejor el SNV con libros de texto, ya que, a diferencia del caso de la rinitis atrófica, a la cual se le ha prestado mucha atención en el último siglo desde un punto de la investigación, este síndrome en particular ha recibido la mínima atención hasta la fecha.

Por el momento, la gente seguirá sometiéndose a procedimientos para la reducción de cornetes con distintos grados de éxito o fracaso. Por desgracia, algunos llegarán a la conclusión de que el «verdadero problema» empieza tras extraer demasiado tejido de los cornetes.

¿Para quién está destinado este libro?

A. Personas con el SNV y sus familiares y amigos

B. Personas que estén sopesando someterse a una operación de los cornetes

C. Otorrinolaringólogos, cirujanos plásticos y científicos que estudien medicina regenerativa

D. Personas con problemas sinusales, alérgicos o de goteo posnasal

Las cuatro motivaciones de este libro

1. Crear una mayor concienciación y para ello, desmitificar el SNV a través de mis observaciones basadas en mi experiencia personal, junto con una revisión de las investigaciones médicas realizadas.

2. Poner a disposición lo que tanto a mí como a otros nos ha resultado beneficioso a la hora de tratar los síntomas del SNV.

3. Usar este análisis como punto de partida para marcar la dirección de futuras investigaciones.

4. Dar ánimos y esperanza

El primer objetivo que persigue este libro es ofrecer una perspectiva del mundo del SNV desde dentro. De esta forma, el lector puede conocer los síntomas reales que he sufrido (y que continúo sufriendo) como persona que padece el SNV, así como las respuestas de los otorrinolaringólogos que me han tratado. Mi historia podría ser de utilidad para determinar un punto de partida en el análisis para las personas víctimas del SNV, así como para familiares, amigos u otras personas que tengan un interés en conocer el SNV con el objetivo de que comprendan mejor a las personas que bregan con el SNV y puedan ayudarlas.

Asimismo, analizo las formas de gestionar el SNV y los motivos por lo que resulta difícil diagnosticarlo, con el fin de que el lector disponga de un contexto adecuado (y también para documentar la historia del SNV). Habrá muchos entre los que lean este libro que se pregunten el motivo por el que no les han abordado, diagnosticado o tratado los otorrinolaringólogos o los cirujanos plásticos el SNV, y por qué algunas cirugías nasales* siguen acabando en la actualidad en el SNV. Los análisis que realizo responderán a estas preguntas.

Explico además los aspectos científicos de los síntomas del SNV. De esta forma, el lector puede comprender la base anatómica y fisiológica que tienen los síntomas del SNV, puesto que prueban la realidad de este síndrome.

Después, analizo las cirugías de los cornetes para que quienes

---

* Cirugía nasal se refiere a cirugía de los cornetes o del tabique, mientras que la cirugía de los senos paranasales es la que se suele llevar a cabo para reducir tejido inflamado o para mejorar el drenaje de la mucosidad creando pasadizos artificiales. Por lo tanto, solo la cirugía de los cornetes (no la de los senos paranasales) puede tener como resultado el SNV, a no ser que se realice una cirugía de los cornetes (sobre todo el del cornete medio) a la vez que una operación de los senos paranasales.

estén considerando la posibilidad de someterse a una cirugía nasal comprendan cuáles de estas tienen más o menos probabilidades de acabar en el SNV. Podrán usar esta información para tomar decisiones formadas a la hora de analizar distintas opciones quirúrgicas con sus médicos.

El segundo objetivo consiste en compartir todo aquello que me ha resultado de gran utilidad para tratar el SNV con la esperanza de que pueda ayudar a quienes estén igualmente luchando contra este síndrome. Muchos de los tratamientos que propongo para el SNV son también beneficiosos para los problemas sinusales y alérgicos, así como para evitar una cirugía que pudiese acabar en SNV. Las opciones para distintos tratamientos que se presentan están basadas en mi experiencia como persona con SNV. Pese a que recomiendo una gran variedad de tratamientos no quirúrgicos, pongo especial énfasis en tratamientos naturales (como por ejemplo las irrigaciones de suero fisiológico), ya que me han sido de mayor ayuda. Aunque analizo medicamentos, esenciales para mi tratamiento para el SNV, remito a los lectores que deseen conocer mejor los medicamentos a otras fuentes de información como, por ejemplo, sus médicos u otros libros sobre los senos paranasales.

El tercer objetivo es aumentar la concienciación del SNV entre médicos y científicos. Por un lado, los médicos pueden leer un testimonio de una persona que ha sufrido los efectos debilitadores del SNV. Con ello, espero que otorrinolaringólogos y cirujanos plásticos hagan lo que esté en sus manos para que la cirugía de los cornetes no acabe en SNV, a la vez que ayuden mejor a las personas que lo sufren gracias a diagnósticos mejorados y tratamientos más alentadores.

Por otro, puede suscitar un interés sobre el SNV entre científicos, con el fin de que aumenten sus esfuerzos para encontrar una cura. Por ejemplo, un científico que esté estudiando medicina regenerativa podría dedicarse a tratar de crear tejido de los cornetes que suponga por fin una cura para el SNV.

Quisiera mostrar mi gratitud a los otorrinolaringólogos que, en los últimos años, han comenzado a tratar el SNV dentro investigaciones revisadas por otros colegas. Dos ejemplos son el revolucionario estudio *Atrophic Rhinitis: A Review of 242 Cases* (Rinitis atrófica: Estudio de 242 casos), realizado por los doctores Eric Moore y Eugene Kern, y Empty *Nose Syndrome Associated with Middle Turbinate Resection* (El síndrome de la nariz vacía asociado con la resección del cornete medio), del Dr. Steven Houser. Espero que tanto especialistas en ORL como cirujanos plásticos estén cada vez más al corriente del SNV gracias a estas publicaciones.

El cuarto objetivo es servir de inspiración y dar esperanzas a aquellas personas que sufran los daños de este síndrome. Si bien es posible que una persona que sufra gravemente el SNV no supere completamente sus dificultades para respirar, puede mejorar su estado en cierta medida gracias a un tratamiento adecuado, con lo que consigue reducir el estrés que se asocia.

Referencias del capítulo 1

[1] GROSSAN, M. Correspondencia personal. 10 de enero de 2007.

[2] ZITNER, A. «Sniffing at Empty Nose Idea». *Los Angeles Times*. 10 de mayo de 2001.

[3] Lisa Etkin contra Merk & Company, Inc. and Metropolitan Life Insurance Company (2001). N.o 00-5467. The United States District Court for the Eastern District of Pennsylvania, p. 3.

[4] HOUSER, S.M. *Frequently Asked Questions*. 2006a. Sitio web de rinología y alergia: www.metrohealth.org/physician /Steven-Houser-60046, párr. 3. [Consulta: 24/11/2006].

[5] DAVIDSON, T. *Consultation for Allergic Rhinitis*. 2003. Sitio web sobre consultas sobre operaciones de cabeza y cuello: www.surgery.ucsd.edu/ent/davidson/consult_allergic_rhinitis.ht ml, párr. 78. [Consulta: 8/8/2006].

[6] METSON, R. y S. MARDON. *The Harvard Medical Guide to Healing Your Sinuses*. Nueva York: McGraw-Hill, 2005, p. 162.

[7] GROSSAN, M. «Asthma and Sinusitis». 2005. Sitio web emedicine de webmd: www.emedicine.com/ent/topic516.htm, apartado 9 de 11. [Consulta: 24/11/2006].

[8] TICHENOR, W.S. *The Empty Nose Syndrome*. 2004. Sitio web sobre sinusitis persistentes pese a cirugía: www.sinuses.com/postsurg.htm. [Consulta: 24/11/2006].

[9] BLEECKER, J.D. y P.E. HOEKSEMA. «A simple method of measure the ciliary beat rate of respiratory epithelium». *Acta Oto-Laryngologica*. 1971, 71, pp. 426-429.

[10] BRUCE, D.F. y M. GROSSAN. *The Sinus Cure: 7 Simple Steps to Relieve Sinusitis and other Ear, Nose, and Throat Conditions*. Nueva York: Ballentine Books, 2001, p. 29.

[11] BRUCE y GROSSAN, 2001, p. 45.

[12] DAVIDSON, T. Consulta sobre rinitis alérgica. 2003. Sitio web para consultas sobre cirugía de la cabeza y el cuello: www.surgery.ucsd.edu/ent/davidson/consult_allergic_rhinitis.ht ml, párrs. 75-78. [Consulta: 8/8/2006].

[13] HOUSER, S.M. *Empty Nose Syndrome Associated with Middle Turbinate Resection*. Sesión de pósteres presentada en la reunión de American Rhinologic Society. Nueva York: septiembre de 2004.

[14] TIMMONS, B.H. y R. LEY (eds.) *Behavioral and Psychological Approaches to Breathing Disorders*. Nueva York: Plenum Press, 1994.

Capítulo segundo

Mi vida antes de la turbinectomía parcial

A hora que sufro el SNV, parece imposible imaginar que he sido la viva imagen de una persona con una salud de hierro durante la mayoría de mi infancia y mi adolescencia. Ni tenía ninguna alergia, ni sinusitis, así que respiraba normalmente. Casi nunca faltaba al colegio y a inicios de octavo curso, debido a mi total vocación por el deporte, me apunté al equipo de tenis del colegio. Un amigo y yo solíamos jugar horas por las noches y los fines de semana. Dos años después, corría kilómetros y kilómetros en el equipo de carreras campo a través; o al menos, eso es lo que parecía. A veces, el equipo corría dieciséis kilómetros en los entrenamientos, y yo podía seguir el ritmo con gran facilidad, aunque llegaba agotado al final. Si miro hacia atrás, me resulta difícil pensar en todo eso después de caer enfermo con una condición tan perjudicial como es el SNV.

Deterioro de mi salud nasal

En los dos años siguientes, es decir, en los cursos de once y doce grado (1996-1997), mi salud nasal fue deteriorándose de forma paulatina, pero insidiosa. No podría señalar la causa de este declive, ya que no fue de repente, y desconozco qué comportamientos pude haber tenido que hayan contribuido a esta espiral de decadencia, a no ser que fuera quizás el estrés social asociado a la adolescencia. No obstante, sufrí numerosas sinusitis acompañadas de un tratamiento oral de antibióticos. Mi padre y yo íbamos constantemente a la consulta médica de un hospital que estaba a una hora, ya que parecía que ni todos los antibióticos del mundo pudieran servirme de ayuda. No tenía ni idea del motivo por el que mi nariz empezaba a darme tantísimos problemas. Algo parecía que no iba bien, y yo quería una solución.

Un arreglo rápido que lamentar el resto de mi vida

En primavera de 1997, tras una larga serie de visitas al hospital, me encontré con un otorrinolaringólogo que me recomendó que me sometiera a una septoplastia y a una turbinectomía parcial. Si bien en aquel momento, no entendía mucho lo que significaba, ahora soy plenamente consciente de su significado. El objetivo de la septoplastia es enderezar el tabique nasal desviado. Y el objetivo de la turbinectomía parcial es reducir más o menos dos tercios el tamaño de los cornetes, ya que se había inflamado y dificultaban en cierto grado mi respiración. Los motivos que me dio este médico fueron que al reducir su tamaño, yo podría respirar mejor y protegerme de infecciones bacterianas.

Lo que no me explicó fue que un factor que podría estar causando el aumento de mis cornetes era la alergia. Y tampoco me ofreció ninguna otra alternativa, ya que podría haberme aconsejado una cirugía más conservadora que fuera menos dañina para la mucosa como, por ejemplo, la radiofrecuencia o la fractura externa, dos prácticas quirúrgicas que analizaré en el capítulo quinto. Tampoco me comentó las posibles complicaciones que podrían resultar de esta cirugía, entre ellas, el SNV.

Unos años antes de operarme, me quitaron las muelas del juicio, lo que fue una experiencia positiva, ya que recuerdo despertarme para tomarme riquísimos batidos que mi madre me preparaba durante todo el día; y además hubo pocas complicaciones. Así que esperaba que fuera otra cirugía igual con buenos resultados o, al menos, eso es lo que pensé. Por aquel entonces, la cirugía de la nariz parecía ser lo mejor para mí, una luz al final del túnel. Cuando echo la mirada atrás, me doy cuenta de que esta operación cambió mi vida, a peor. Poco sabía que estaba a punto de entrar en el túnel.

Poco después de la turbinectomía parcial

Recuerdo que me desperté de la operación con incómodos tapones nasales en la nariz. Si bien hay muchas cirugías que no necesitan los tapones, los pacientes que se someten a operaciones que requieren tapones podrán corroborar que son terribles para ellos. Me acuerdo que me sentí aturdido, aunque tan solo era el *principio*. Para esta operación, me ingresaron, y el médico me retiró los tapones nasales al día siguiente. Recuerdo también que me dijo que quitármelos sería igual que si me diera un disco de hockey en la frente. Y la verdad es que la analogía era acertada, ya que se me caía la sangre a chorros de la nariz a una velocidad pasmosa cuando me los quitó. La sensación fue horrible. Era como si el médico se hubiera puesto en mi pecho para tirar de los tapones con todas sus fuerzas. Pero, como he dicho, era tan solo el principio.

Recuerdo que sentí calor, sequedad e incomodidad en las fosas nasales durante semanas tras la operación, y que notaba quemazón en la nariz, aparte de que me encontraba mareado. Aunque podía entrar por la nariz una gran cantidad de aire, no tenía la sensación de que la respiración fuera natural ni estuviera bien.

No me di cuenta de hasta qué punto las consecuencias eran tan graves en este momento, ya que no sabía lo que me había ocurrido. Era una sensación molesta, y hasta el día de hoy, me ha resultado difícil describirla. Era como si mi nariz tuviera sangre reseca y me solía costar trabajo sonármela. Continuaba sintiéndome congestionado, pues tenía serios problemas para respirar por la nariz; y mi único alivio tenía lugar en contadas ocasiones cuando conseguía expulsar mucosidad gruesa que se resistía a salir de la nariz soplándola.

Alrededor de un mes tras la operación, me mudé para asistir a mi primer semestre en la universidad, con lo que cambié del clima relativamente húmedo del norte del estado de Nueva York (al menos lo era durante el verano), al clima seco de Kansas. Fue en este momento cuando mi nariz empezó a empeorar.

Me resultaba difícil y molesto respirar por la nariz. Solía tener mucosidad gruesa atascada en la nariz, que me impedía respirar, lo que hacía que respirar fuese más molesto aún y que el aire pasara de forma desigual por los orificios nasales. Así que empecé a preocuparme por mi nariz, ya que solía tener que hacer un gran esfuerzo para respirar bien. Al final, cuando reunía las fuerzas para expulsar la mucosidad sonándome la nariz, salían trozos grandes, que estaban duros y que tenían un tamaño mayor de lo normal, posiblemente igual de grandes que una bola de chicle.

La atención médica tras la operación fue insuficiente, ya que solo tuve dos visitas de seguimiento con el otorrinolaringólogo de Nueva York que me había intervenido. En cada consulta, me quitaba grandes trozos de moco, con lo que me proporcionaba alivio durante un tiempo. Pero yo sabía que mi nariz no estaba bien, aunque el médico no parecía que se preocupase. Su conducta de despreocupación ante mi estado durante las semanas siguientes a la cirugía era un indicio de que probablemente creyese que la cirugía había sido un éxito. No obstante, el examen que hizo del estado de salud de mi nariz fue incorrecto, porque desde un punto de vista físico me sentía peor que nunca y no entendía el motivo. Confiaba, o al menos esperaba, que mejorase con el tiempo, aunque me equivocaba de cabo a rabo.

Hice lo que pude por no quejarme, aunque en ocasiones resultaba difícil. Y cuando me quejaba de que el estado de mi nariz había empeorado tras la turbinectomía parcial, me acuerdo en una ocasión que alguien me recordó mis problemas nasales antes de la cirugía. Si bien es cierto que esto no hacía justicia a lo que sentí tras la cirugía, no le faltaba razón. Solía tener infecciones nasales antes de mi turbinectomía parcial, aunque lamento que antes de operarme, no se probaran otros tratamientos médicos como medicinas para la alergia o las irrigaciones de suero fisiológico. Al igual que otros con mi misma condición, pienso «si hubiera sabido lo que sé ahora», porque no hay duda de que los síntomas posoperatorios eran peores que los que sufría antes.

Los síntomas eran entre otros:

- ◆ Dificultad crónica para respirar, lo que acarrea problemas de concentración
- ◆ Sequedad crónica
- ◆ Irritación de la mucosa nasal, que con frecuencia se acompaña de garganta irritada (a raíz de la sequedad)
- ◆ Mucosidad espesa y viscosa
- ◆ Mucosidad manchada de sangre

Resulta interesante que un estudio indicara que es posible que alteraciones perjudiciales para la mucosa nasal como consecuencia de una turbinectomía inferior total causen sinusitis crónicas.[*][1] En dicho estudio, había casos de personas que no había sufrido sinusitis crónica *antes* de la turbinectomía y que la desarrollaron *después* de esta.

No podía ni sonarme la nariz

Para la gran mayoría, sonarse la nariz es una tarea sencilla y útil: se suenan, expulsan la mucosidad en un pañuelo y tiran el pañuelo. Sin embargo, en mi caso, no me servía de nada, ya que, pese a que me sonaba con todas mis fuerza, salía poca cantidad.

De hecho, me daba apuro sonarme delante de otros y, por eso, para guardar las apariencias, aguantaba una sensación de atoramiento en la nariz durante mucho tiempo. En otras ocasiones, me escapaba a alguna zona más privada donde pudiera sonarme la nariz con libertad y con todas mis fuerzas hasta que expulsaba la mucosidad. Cuando esto ocurría, sentía alivio porque podría respirar otra vez por la nariz, aunque duraba bien poco, ya que constantemente tenía que sufrir una nueva batalla con nueva mucosidad de gran tamaño y espesa, a veces incluso cada hora.

No era nada agradable hacer esfuerzos para sonarme la nariz delante de familiares, pero me resultaba muy incómodo, por lo que algunas veces me veía obligado a hacerlo. Al menos, conseguía expulsar la mucosidad, con lo que conseguía una tregua momentánea.

---

[*] Más que indicar que un menor aclaramiento mucociliar provocaba sinusitis crónica, los autores del artículo afirmaban que era la obstrucción del meato nasal medio lo que la causaba. El meato nasal medio es el orificio entre los cornetes medios y los inferiores.

Mi intuición siempre me ha dicho que era importante que tratara con cuidado mi nariz. Los médicos recomiendan sonársela con cuidado para no dañar el tejido delicado o para que no se extienda la infección. Pero no se me ocurría qué más podía hacer, así que no podía evitarlo. Mi problema con la nariz requería todo mi tiempo y atención. De vez en cuando, al sonarme la nariz con fuerza, la mucosidad salía manchada de sangre; otras veces, soplaba aire de la nariz en los ojos sin querer. Por lo que acabé soplando con menos fuerza. Así que, las consecuencias fueron que se ralentizaron mis intentos por expulsar la mucosidad, aunque eso no me preocupaba. Mis problemas con la nariz dejaron en un segundo plano cualquier «complicación menor» durante mis dolorosos intentos por quitarme la mucosidad.

Al reflexionar sobre el periodo de tiempo que siguió justo después de la turbinectomía parcial, me doy cuenta de que debería haber consultado a un alergólogo o un otorrinolaringólogo, o al menos, debería haber probado las bondades de las finísimas partículas de un aerosol nasal de suero fisiológico, aunque en aquel entonces no tenía ni idea y además no estaba seguro de lo que debía hacer. Y no es de extrañar, ya que pensaba que la cirugía «arreglaría» mis problemas, pero no entendía por qué motivo sufría tantísima agonía a causa de mi nariz.

La única realidad que me resultaba evidente era que no sabía qué hacer ante esta situación.

Y casi no me daba cuenta por entonces de que solo estaba iniciando un camino que me llevaría a descubrir mi nariz. Un camino que continúa diez años después en la actualidad.

Referencia del capítulo 2

[1] BERENHOLZ, L., A. KESSLER, S. SARFATI, E. EVIATAR y S. SEGAL. «Chronic sinusitis: A sequela of inferior turbinectomy». *American Journal of Rhinology*. 1998, 12, pp. 257-261.

Capítulo tres

Mi vida tras el SNV
Qué ocurrió cuando mis problemas sinusales no desaparecieron

En diciembre de 1997, cuatro meses después de mi turbinectomía, volví de Kansas a mi ciudad natal, Sauquoit, Nueva York, donde finalicé mis estudios universitarios. Guardaba la esperanza de que los problemas de mi nariz desaparecieran y que sufriera menos infecciones, aunque lo que ocurrió fue lo contrario. La operación no solo no mejoró mi rinosinusitis, sino que la agravó. Las sinusitis empeoraron y se repetían tanto como antes o más. La mayor parte del tiempo estaba más enfermo que sano. Casi todas esas infecciones venían acompañadas de garganta irritada, inflamación de la nariz y los senos paranasales, y mucosidad manchada de sangre. Según la intensidad de los síntomas, me tomaba medicamentos que no requerían receta como, por ejemplo, Sudafed® o Benadryl®; o bien consultaba al médico de familia. Durante las visitas al médico, casi siempre se incluían exudados faríngeos y en ocasiones me prescribía antibióticos por vía oral.

Independientemente del tratamiento que tuviera, las sinusitis parecían durarme entre dos y tres semanas, en las que se repetía una serie de síntomas, hasta que mi organismo finalmente se deshacía de la infección, aunque recaía una o dos semanas después. Una cosa sí que la tenía clara: ningún tratamiento al que me sometiera parecía que sirviera de algo.

Una solución para la alergia

En octubre de 2001, me propuse averiguar la causa de mis sinusitis para poder recibir el tratamiento adecuado. Así que me pregunté si un alergólogo podría ayudarme y le pedí al médico de familia que me derivara a uno.

Cuando fui a un alergólogo de la localidad, me hizo numerosas pruebas que demostraban que tenía alergia. Al conocer esta información, a veces me pregunto si quizá un tratamiento para la alergia me podría haber ayudado a que el tamaño de mis cornetes hubiese sido menor, en lugar de someterme a una cirugía tan invasiva. El caso es que los médicos, por lo general, recomiendan agotar todas las posibilidades dentro de tratamientos menores como, por ejemplo, aerosoles nasales con esteroides, antihistamínicos, vacunas para la alergia o antibióticos, antes de recurrir a la cirugía.

Entre el 2001 y el 2004, me vacuné contra la alergia durante más o menos dos años y medio, cada una, dos o incluso tres semanas. Entre una y otra vacuna, esperaba con ansiedad la siguiente porque sabía que me ayudaba a respirar mejor al reducir el tamaño de la tan desagradable mucosidad, que de no ser así era demasiado espesa. No obstante, si estas vacunas fueron beneficiosas, tampoco es que fueran la panacea.

En el 2001, mi alergólogo me prescribió unos medicamentos para la alergia que incluían un descongestivo, Allegra-D®, junto con un aerosol nasal con corticoesteroides para reducir la inflamación de la mucosa nasal y de los senos paranasales. Al final, pareció que las vacunas servían de algo, aunque el uso crónico del descongestivo acabó por resecar mi nariz para siempre (o al menos, en su momento le eché la culpa del problema). Sin embargo, cuando pienso en esa época, me doy cuenta de que el descongestivo solo agravaba la grave enfermedad que más adelante descubriría que estaba sufriendo mi nariz.

Búsqueda de respuestas a la sensación de congestión

Durante el otoño de 2002, cinco años después de mi turbinectomía parcial, inicié un camino para conocer mi nariz, que continúa hasta el día de hoy. Mientras estaba en el aula de una asignatura del posgraduado de la facultad de psicología en Oswego, Nueva York, recuerdo querer sonarme la nariz con fuerza. Si bien era consciente de que era importante que me tratara la nariz con cuidado, me sonaba con fuerza cuando parecía que tenía que expulsar una bola de mocos o cuando sentía cierto sofoco en las fosas nasales. No obstante, el problema era que si me sonaba la nariz con fuerza, no se arreglaban mis problemas nasales. De hecho, los empeoraba.

Me resultaba literalmente insoportable atender a clase durante las tres horas que duraba esta asignatura de posgrado, porque mi nariz requería atención todo el tiempo. No aguantaba la sequedad. Me preguntaba además si mi nariz era capaz de producir mucosidad. En ocasiones me mareaba y me quedaba sin energías. Me daba cuenta de que tenía claros problemas; tan solo no sabía cuáles eran.

Para empezar, sabía que sentía que mis fosas nasales estaban una y otra vez congestionadas. Además, entendía los síntomas: sensación de incapacidad para respirar bien por la nariz, dificultad de concentración, exceso de sequedad nasal y, en ocasiones, mucosidad manchada de sangre.

Consulté a un otorrinolaringólogo de un hospital que estaba a una hora de donde vivía. El principal síntoma que describí entonces era que sentía como si la nariz estuviera congestionada. Este médico me examinó la nariz y con expresión seria me dijo: «Sus fosas nasales están despejadas, pero tiene los cornetes pequeños, demasiado pequeños». Me recomendó que tomara Mucinex®, un comprimido que contiene guaifenesina, que diluye la mucosidad para poder drenarla mejor. Tras tomar unas dosis de Mucinex®, me di cuenta de que podía sonarme la nariz mejor. Me sorprendió, de hecho, que hubiese mucosidad dentro y me sentía agradecido porque podía expulsarlo sonándome de vez en cuando.

Durante las consultas de seguimiento, el otorrinolaringólogo me recomendó que me realizara un TAC con un corte coronal (frontal) de mi nariz y de mis senos paranasales, que me hice en enero de 2003, unos seis años y medio tras la cirugía.

Informe de mi TAC del 2003

Se pueden observar los cambios posoperatorios en la fenestración de los senos maxilares y una etmoidectomía parcial bilateral. Se observa una pequeña cantidad de engrosamiento residual del periostio, además de que se aprecia una particular densidad en la base de los senos maxilares, ligeramente mayor en el derecho que en el izquierdo. Los complejos osteimeatales son patentes. **Los cornetes han sido extirpados.** El tabique nasal está centrado. Impresión: Se observan cambios posoperatorios y se evidencia sinusitis leve crónica como consecuencia de la operación.

En resumen, el informe del TAC anterior ponía de manifiesto que no se «habían reducido parcialmente» los cornetes, sino que estaban ausentes y que tenía una leve sinusitis crónica. Además, mis senos etmoidales, es decir, las cavidades sinusales entre los ojos, habían sido extirpados parcialmente, ¡aunque no se debían haber tocado!

Una solución que no era de ayuda: más cirugía

Al ver el TAC, un médico me comentó que un procedimiento quirúrgico denominado antrostomía maxilar bilateral podría serme beneficioso. Consiste en hacer una perforación en los senos paranasales quitando el hueso entre los senos maxilares (las amplias cavidades sinusales detrás del pómulo) y los ostia naturales (orificios de drenaje) para favorecer el drenaje de la mucosidad. El médico me explicó que la mucosidad se quedaba atascada debido a una oclusión entre los senos maxilares y los ostia naturales, con lo que se multiplicaban las bacterias, de forma que se producía infecciones. Aunque no llegó a decir que esta opción fuese la solución a todos los problemas, sí me indicó que había un 30% de probabilidades de mejora con este procedimiento. No obstante, este reducido porcentaje de éxito me dio la impresión de que este médico no era muy optimista ante esta intervención, aunque como albergaba un rayo de esperanza, decidí someterme a ella.

Lo que ocurrió fue que me dio un poco de fiebre el día de la operación, por lo que quedó cancelada. Si bien solía sufrir sinusitis, casi nunca me daba fiebre. Como soy creyente en Dios y en su inefable poder de intervención divina, creo que fue Dios quien me protegió de esta cirugía. Aunque, por un lado, reconozco que esa operación podría haberme proporcionado una pequeña mejoría a mi sistema de aclaramiento mucociliar, por otro, me doy cuenta ahora de que no habría mejorado los problemas respiratorios que sufría en relación con el SNV.

Aparte de todo ello, la siguiente antrostomía estaba

programada para después de un mes, así que decidí otra opinión médica, lo que dio un nuevo giro en mi pronóstico, que ya era de por sí terrible: el médico, no solo, opinó que tenía la nariz seca y que nunca mejoraría, sino que se mostró sorprendido de que se me hubiese recomendado esa operación en primer lugar. Mientras me daba su opinión profesional, parecía estar como enfadado, aunque desconocía el motivo. Afirmó que la mejor forma de proceder era introduciendo modificaciones ambientales, y para ello, debía utilizar un humidificador y comprar un higrómetro para medir el nivel de humedad en el interior de la casa. Me recomendó que mantuviese la humedad al 40-50%, lo cual es un nivel adecuado. Así que cancelé dicha operación y tomé la determinación de continuar mi propia investigación sobre mi nariz, de lo cual me alegro ahora.

El agridulce descubrimiento de la existencia del SNV

Fue por aquel entonces cuando investigué en profundidad por internet y me encontré con la expresión «síndrome de la nariz vacía», así como otros términos que lo describía. No había ningún otro diagnóstico que describiese con tanta precisión y tan perfectamente mi estado como las siguientes descripciones: sensación de no llegar suficiente aire a pesar de tener una cavidad nasal despejada, sequedad nasal y mucosidad espesa y viscosa.

Por un lado, no cabía de felicidad por haber descubierto por fin la enfermedad que parecía que tenía, aunque ningún médico la hubiera detectado aún. Pero, por otro lado, me sentí desanimado al enterarme de lo grave que era. Me enteré de que el SNV era un problema terrible, no solo por los síntomas físicos, sino también porque estos conllevaban un alto índice de problemas psicológicos, como la depresión. Un estudio puso de manifiesto que el 52% de las personas que sufren SNV reúnen los criterios clínicos para ser diagnosticados con depresión, de acuerdo con Minnesota Multiphasic Personality Inventory.[1] De hecho, el Dr. Kern, en un seminario destinado a otros especialistas, reveló que dos clientes de mediana edad se habían suicidado, posiblemente como resultado directo del SNV.[2] En los casos de malestar estomacal o de una fractura en la pierna, el dolor es temporal. E incluso, en el caso de un ataque grave de asma, se puede encontrar cierto alivia. Sin embargo, con el SNV, las dificultades son constantes, porque uno respira las veinticuatro horas del día.

En ocasiones, es difícil evaluar hasta qué grado mi deficiente respiración nasal se debía como consecuencia directa a una mucosidad espesa que estuviese obstruyendo la respiración, y hasta qué grado guardaba una relación directa con la obstrucción paradójica. A veces, me sentía estupendamente desde un punto de vista psicológico al saber que podía expulsar la mucosidad espesa sonándome la nariz, porque confirmaba que lo que estaba experimentando tenía una base real con pruebas tangibles.

No obstante, en otras ocasiones, sentía dolores en el pecho o dolor muscular en el corazón al respirar si trataba de sonarme la nariz congestionada para expulsar la mucosidad que se resistía a salir.

Incluso cuando podía sonarme la nariz con éxito, experimentaba falta de aire, lo que resultaba incoherente, porque entraba una gran cantidad de aire por la nariz. La obstrucción paradójica era constante y me provocaba, además, una respiración poco profunda durante el sueño. Si es importantísimo para nuestra salud dormir bien, muchos de los que sufrimos el SNV, entre ellos yo, pocas veces sentimos que hayamos descansado bien después de una larga noche de sueño.

Es posible que uno de los motivos por los que ningún médico hubiese diagnosticado correctamente mi enfermedad sea porque hay mucha confusión en las publicaciones médicas acerca del diagnóstico y el tratamiento del SNV.[3] La mayoría de los médicos me examinaban la nariz e infravaloraban la importancia de mis problemas. O al menos, eso parecía. Solo se daban cuenta de que tenía la garganta irritada o de que tenía una infección viral. Pero nunca me explicaban los síntomas subjetivos que experimentaba como, por ejemplo, la obstrucción paradójica. Lo cierto es que me sentía mucho peor de lo que ellos pensaban.

La cuestión no era que los otorrinolaringólogos estuviesen equivocados acerca de los síntomas objetivos que mostraba, porque sí que tenía la garganta irritada, y eso lo podían comprobar. Tampoco es que la mayoría de ellos no quisiesen ayudar; de hecho, cada uno me ofreció ideas incompletas para encontrar un remedio, y alguna de estas ideas me sirvió de ayuda. La cuestión era tan solo que estos médicos desconocían los síntomas del SNV.

Este síndrome es casi invisible, ya que no supone una discapacidad física que se pueda apreciar con facilidad con tan solo examinarme. Me examinaban, pero no sabían que tenía el SNV. Solo se podía determinar que lo tenía si se hacía un reconocimiento físico a la par que un informe subjetivo de los síntomas. Aparte de mis amigos más cercanos y mi familia, casi nadie sabe que lo padezco. Hay quienes se dan cuenta de que en ocasiones mi voz suena gangosa porque tengo mucosidad espesa en la garganta, o caen en la cuenta de que me resfrío constantemente, o que no me sueno la nariz normalmente. Pero hasta ahí llegan. A menos que les ponga al tanto de mis problemas nasales, el SNV ha sido un secreto y un fenómeno oculto. Y, por eso, debe ser desvelado y aclarado.

En cuanto conocí la existencia del SNV, me obsesioné por encontrar una cura. Al igual que muchas otras personas que lo sufren, es difícil evitar preocuparse cuando el problema tiene que ver con la respiración. Un médico con muy buena reputación en la zona me propuso tomar piel y hueso de mi cuerpo como injerto para implantarlo en la nariz, y así crear unos «cornetes artificiales». Me programaron una cirugía con este otorrinolaringólogo a finales de julio de 2003, poco después de mi boda. Pero al ponerme en contacto con el hospital la noche antes a la operación, como se me dijo que hiciera, me enteré de que no estaba en la lista de operaciones. De modo que llamé a la consulta del médico la mañana que estaba programada mi cirugía, y en la recepción me dijeron que el médico estaba a la espera de que llegara el material. Lo que ocurrió fue que este material nunca llegó, y un año después me derivó a otro especialista en ORL en Massachusetts, que afirmaba que conocía mejor el SNV. Así que, por lo visto, la analítica de sangre y la preparación para la operación desde un punto de vista emocional fueron en vano. Por no hablar de los días que me pedí en el trabajo, que ya de por sí me suponía una carga, pues solo cobraba nueve dólares a la hora en mi trabajo y me estaba preparando para la responsabilidad económica que conlleva un matrimonio.

Si bien los preparativos para la boda me mantuvieron felizmente distraído de la realidad física del SNV, ¿cómo era posible que me sintiera deprimido cuando se me presentaba un futuro tan prometedor? La dolorosa realidad era que el SNV era un problema crónico que requeriría mi atención tarde o temprano.

Carencia y retraso de la llegada de verdadera ayuda

En noviembre de 2004 fui a la consulta de un especialista en ORL de Massachusetts, que me explicó distintas opciones de tratamientos. Me indicó que podía inducir una inflamación del tejido nasal creando un efecto de rebote a través del uso de un descongestionante en aerosol por vía oral.* Me prescribió dos pulverizaciones una vez al día en una fosa nasal durante catorce días seguidos. La justificación que me dio para este tratamiento fue que de esta forma se estrecharían las fosas nasales gracias al efecto de rebote, con lo que me sentiría mejor. Seguí sus prescripciones, pero no pareció mejorar el estado de mi nariz; lo único que consiguió fue que me sintiera como si no pudiera respirar igual de bien.

Este médico también me comentó algunas técnicas quirúrgicas que incluían el procedimiento de Young, el cual consiste en cerrar los orificios nasales durante tres meses con el fin de regenerar el tejido nasal.[4] ¿A quién le gustaría estar tres meses sin respirar por la nariz? Asimismo, me comentó que me podía implantar en la nariz submucosa del intestino delgado porcino (SIS®), es decir, biomaterial derivado del cerdo.[5] Sin embargo, recalcó que era muy probable que este material se desprendiera, ya que es muy fino y se necesitarían muchas capas para que tuviera éxito. Y para colmo, me explicó que había un gran riesgo de que se infectara. Tras darme

---

* Cuando se induce una inflamación de la nariz a través de un efecto de rebote, se provoca una hipertrofia antinatural y el deterioro de la mucosa nasal, lo que conlleva, a su vez, una mayor sequedad y en una disminución de la sensación de flujo de aire. Por todo ello, esta técnica no resulta beneficiosa para quien padece del SNV.

estos motivos, durante una consulta de seguimiento en invierno de 2005, me previno en confianza de los inconvenientes de este procedimiento. Entre tanto, yo seguía sufriendo.

Cuando miro hacia atrás, creo que lo único que le ocurría era que no se sentía cómodo realizando este procedimiento, ya que pensaba que cabía la posibilidad de que no tuviera éxito. Solo conozco un reducido grupo de médicos especializados en ORL dentro de los EE. UU. que realizan implantes en la nariz con el fin de aliviar los síntomas del SNV. De hecho, los únicos médicos estadounidenses que conozco que practican estos procedimientos en la actualidad son el Dr. Houser, el Dr. Michael Friedman de Chicago, el Dr. Dale Rice de Los Ángeles y el Dr. David Slavit de Nueva York.[6] Resulta obvio que este procedimiento es, tal y como lo describe el Dr. Houser, un «territorio desconocido».

En mayo de 2005, continué mi búsqueda de una respuesta a mi angustia nasal. Un remedio que entonces parecía ayudarme a mejorar la respiración por la nariz fueron las vacunas para la alergia. Al padecer el SNV, tanteaba a ciegas o me aferraba a cualquier intervención que pudiese mitigar mis síntomas. Quería ayuda. La necesitaba. En los primeros años, me puse vacunas para la alergia que aliviaron mis síntomas nasales.

Tras dos años y medio vacunándome para la alergia, dejé de ponérmelas durante un año y decidí hacerme más pruebas de la alergia. Acudí a un médico que me administró una serie de dolorosos pinchazos (más dolorosos que los pinchazos de otro alergólogo que parecían picaduras de mosquito); y, aunque parezca raro, escribió sin mesura alguna en mi piel para marcar los puntos donde había realizado la prueba. Según él, solo tenía alergia al polvo. Curiosidades de la vida, me enteré más tarde a través de un otorrinolaringólogo que este médico tenía prejuicios contra la administración de vacunas para la alergia. Los obstáculos a la hora de buscar y encontrar ayuda con mi alergia hicieron que me resultase más difícil bregar con el SNV, ya que debido a sus prejuicios, no me vacuné contra la alergia durante el resto de 2005 y la primavera de 2006. Gracias a los resultados de una prueba realizada en la primavera de 2006, volví a reunir los requisitos para que me pusieran las vacunas para la alergia, lo que me proporcionó algo de alivio de nuevo.

Temperaturas extremas y el SNV

En lo últimos años, los viajes en coche se me hacían eternos, ya que solían ser largos viajes en un espacio limitado en el que no corría el aire ni había ventilación. Además, el coche emitía calor en invierno y aire frío en verano, y en los dos casos, mi nariz tendía a secarse más. Por eso, los viajes me incomodaban tanto, lo cual me llevó al siguiente punto.

El problema sin posible arreglo al que se enfrentan las víctimas del SNV, en especial para los que viven en el noreste de los EE. UU., puesto que el clima consiste en inviernos fríos y secos y veranos húmedos y cálidos, radica en la forma de tratar su síndrome durante los cambios de temperatura extrema. En la mayoría de los casos, la nariz se adapta sin problemas a los cambios climáticos; aunque este no es el caso para enfermos del SNV.

A las personas con este síndrome les resulta difícil practicar deportes de invierno a causa de la gran cantidad de aire frío que entra rápidamente en las cavidades nasales, las cuales no tienen la capacidad de calentar o humidificar el aire. Además, pasan mucho tiempo en habitaciones con una ventilación deficiente durante el invierno, lo cual no ayuda nada tampoco.

Aunque algunos encuentran alivio al entrar en una casa cálida un día frío de invierno, el calor, ya sea de calefacción eléctrica, de agua o de aceite, o incluso el agradable olor de las estufas de leña (aunque emiten humo que empeoran la alergia), secan aún más la nariz.

Por el contrario, durante un verano caluroso y húmedo, los alérgenos como, por ejemplo, el polen, el polvo y el moho se esparcen, y el aire acondicionado puede provocar una sensación de leve irritación nasal.

De todos los climas, creo que le puede resultar más fácil a un enfermo del SNV tratar sus síntomas en uno que sea húmedo y cálido. Según mis vivencias, trato mejor mi enfermedad en verano en el norte del estado de Nueva York, que es cuando el clima es cálido y húmedo, que en invierno, que se presenta frío y seco. De igual opinión es el Dr. Houser, pues recomienda en su sitio web que es posible que las personas con SNV se adapten bien a un clima cálido y húmedo.[6] La explicación es que se pueden gestionar los síntomas de alergia cuando hace un calor agobiante con la ayuda de medicación e inyecciones para la alergia, pero es mucho más difícil lidiar con una embestida de áspero aire frío, porque la nariz en los casos de este síndrome no tiene la capacidad de calentar ni humedecer el aire.

En mi experiencia, las temperaturas más cómodas son las que oscilan entre 13 y 27 °C, y por debajo de esos 13 °C se me irritan la mucosa nasal y los pulmones, ya que la resistencia al flujo de aire nasal es deficiente, función de la que se encargarían mis extirpados cornetes. Por otro lado, las temperaturas por encima de 27 °C no proporcionan significante mejora a los síntomas de mi nariz. En ese sentido, puede ser que un clima fresco (no frío) y húmedo pueda ser más adecuado en estos casos.

Siempre he sido muy buen deportista, pero ha supuesto un desafío mantener el mismo nivel de resistencia que tenía antes de mi turbinectomía parcial, sobre todo, cuando hace frío. Hay investigaciones que indican que el ejercicio es vital para cuidar la salud al aumentar el flujo sanguíneo por todo el cuerpo y los niveles de serotonina del cerebro, lo cual, a su vez, mejora el estado de ánimo. Sin embargo, debido a mi condición, casi siempre se me irritan la garganta y los pulmones. Los cornetes que se me extirparon no podían realizar las funciones esenciales de calentar y humedecer el aire, así que afectaba directamente a mi garganta y mis pulmones ante una exposición prolongada al aire relativamente frío y seco: se me irritaban y se me inflamaban la mucosa nasal.

Aunque parezca increíble, aguanté la carrera a pie Boilermaker de 15 kilómetros en Utica, Nueva York, pese a que me faltaba el aire constantemente. Participé en el 2002 y el 2006, y no volví a repetir por otros motivos que no tenían nada que ver con mi salud nasal. Lo cierto es que fue todo un logro que conseguí alcanzar.

En último lugar, hay pacientes de SNV que afirman que les viene bien padecer alergia, porque les hace segregar más mucosidad en la nariz. Creo que sería cierto para todas las personas con este síndrome si la mucosidad fuese bastante acuosa, la cual se pueda expulsar con facilidad. No obstante, la realidad para muchos que sufren SNV es que la mucosidad es espesa, por lo que resulta complicado sonarse la nariz para expulsarla; y como consecuencia, es fundamental tratarse la alergia.

Mi batalla con la mucosidad espesa y las infecciones recurrentes

A causa del SNV, suele haber mucosidad que se queda atrapada en la parte posterior de la nariz y en la parte alta de la garganta. Por ese motivo, siento ganas constantemente de hacer un esfuerzo para tragármela de golpe o bien me paso tragándomela todo el día. La sensación es, pues, de lo más desagradable.

Recuerdo que iba a restaurantes con Colleen, mi mujer, que por aquellos entonces era mi novia. Me costaba trabajo no vomitar cualquier comida que fuese muy pesada o grasa. Era como si tuviese grumos en la parte trasera de la garganta. En demasiadas ocasiones me vi obligado a correr al baño al terminar de comer confiando en que no acabaría vomitando. Por desgracia, en ocasiones no era así.

Me solía ocurrir que tras un rato en el trabajo, tenía tal grado de goteo posnasal que me costaba mantener una conversación y lo único que deseaba era irme a casa y descansar.

En muchos aspectos, parecía que la mucosidad era mi archienemigo. Mi experiencia contrasta radicalmente con la de una persona cuya nariz sana puede eliminar de forma natural aproximadamente 1-2 litros de mucosidad al día sin que se dé cuenta. Cuando el aclaramiento mucociliar de una nariz vacía es menor o no tiene lugar, las personas con este síndrome (en especial, los que sufren de rinosinusitis, como es mi caso) contraen sinusitis con mayor facilidad, de las que les resulta más fácil curarse. En parte, es el motivo por el que yo y otros pacientes de SNV hemos padecido recurrentes infecciones virales, bacterianas y micóticas.

Las infecciones que se repiten afectan en todos los sentidos, desde los aspectos laborales a los sociales, por no hablar de que cada infección suele durar semanas. En aquella época, trabajaba días en una residencia para adultos con discapacidades del desarrollo y a veces tenía que trabajar los turnos de noche o incluso más tiempo. En repetidas ocasiones, tenía dolor o irritación de garganta, pero aun así estaba obligado a no faltar para poderme ganar el sueldo. Sin embargo, era la única alternativa que tenía, lo cual era una desafortunada ironía: bien me pedía días libre para curarme esta «enfermedad», con lo que dejaba de ganar dinero; bien iba al trabajo, con lo que ponía en riesgo a los residentes de contagiarse de un resfriado o infección, aunque podía ganar lo suficiente para mantenerme y luego mantener a mi familia. Por lo general, solía optar por la segunda opción, aunque me daba cuenta y me sabía muy mal que algunos residentes contrajesen alguna infección viral o un resfriado.

El dilema no acababa ahí, pues conseguí un trabajo dentro del sistema educativo público. Y sufrí incontables infecciones al principio. Muchas veces iba a la escuela sufriendo un leve dolor de garganta y una infección viral que venían acompañados de inflamación de la mucosa nasal y sinusal. Me resultaba imposible eliminar la mucosidad infecciosa. En una ocasión, un médico me dijo que la gente falta mucho más al trabajo por infecciones de las vías respiratorias altas, como la sinusitis, que por enfermedades de las vías respiratorias bajas, como el asma. Sin duda alguna, ese era mi caso.

Durante mis prácticas en la facultad de Psicología, que tenía un día a la semana, recuerdo ponerles pruebas a mis alumnos para detectar discapacidades del aprendizaje y coincidía que tenía un resfriado o una infección viral; luego algunos faltaban al poco tiempo de trabajar con ellos, así que me sentía culpable.

Pero la situación no mejoró durante las prácticas laborales para formarme como psicólogo escolar. Estoy seguro de que falté más días por sinusitis que la mayoría. Me acuerdo de que entré en una clase de niños con trastornos emocionales y uno de ellos me preguntó por qué sonaba siempre congestionado. El profesor dijo de broma que le podía haber respondido «Porque te tengo alergia a ti», cosa que no hice, ¡aunque a veces tenía ganas de decirlo!

Hice todo lo que estuvo en mi mano para mostrar consideración por los demás, así que a veces utilizaba los días en los que no me sentía bien para escribir informes psicológicos. Me gusta tratar a la gente, pero tenía que comportarme como un ermitaño esos días para no poner a nadie en riesgo. Pero no siempre podía actuar así, sobre todo si se acercaba una fecha de pruebas o de algún proyecto importante.

Llegué a plantearme si debía abandonar la profesión de psicólogo escolar a causa del SNV. Un artículo de Los Angeles Times hablaba de una paciente de este síndrome que dejó su puesto de asistente legal para trabajar desde casa y poder rodearse de humidificadores; y también contaba la historia de un profesor de química al que le costaba oler gases peligrosos por sufrir esta enfermedad.[7] Por suerte, estoy seguro de que pese a sufrir SNV, con un tratamiento médico adecuado, se puede sobrellevar y que no es necesario que la gente deje sus trabajos. Soy de la opinión de que en este sentido hay esperanza, y en mi caso trabajaré tanto tiempo como pueda.

No obstante, el estrés le estaba pasando factura a mi salud física al exacerbar la inflamación crónica de mi mucosa nasal y sinusal, y al hacer que me resultara dificilísimo pasar el día sin que se acumulase excesiva mucosidad en la garganta. Al final de un largo día, con demasiada frecuencia, mi voz pasaba de sonar clara a sonar nasal, al margen de lo mucho o poco que hablase.

Incluso en estos momentos, en que estoy escribiendo esto, tengo inflamación de la mucosa nasal y sinusal. Y esta sensación de hinchazón e inflamación me dificulta mantener conversaciones. Me pasa que solo quiero decir rápidamente lo que sea e irme, porque me resulta complicado hablar. En estas conversaciones, mi voz se vuelve rápidamente nasal.

Durante una celebración de Acción de Gracias, sentí deseos de quitarme de en medio hasta que me sintiese mejor. El fluido y la presión desigual de aire en mis oídos eran considerables. Me habría aliviado que me perforaran con una aguja los oídos para bajar la hinchazón, con lo que podría haber conversado con los otros con mucha más facilidad. Es posible que soplara fluido en los oídos sin querer al sonarme la nariz después de una irrigación de suero fisiológico. Sea como fuere, ese año esta fiesta fue muy dura, ya que algunas conversaciones eran imposibles de mantener. Nunca antes me había parecido tan esencial mejorar mi estado de salud.

Las sinusitis que he sufrido una vez tras otra han venido acompañadas de irritación de la garganta. Los antibióticos que se me recetaban a veces para eliminar la infección bacteriana no siempre me sanaba esa irritación de garganta, porque era la sequedad lo que la provocaba.

Así que, ante las constantes infecciones, irritaciones de gargantas e inflamaciones nasales y sinusales, me veía constante-mente obligado a visitar otorrinolaringólogos. Nunca he tenido mucha paciencia, sobre todo cuando se trata de mi salud, así que no me extrañaría que algunos médicos me tomaran por hipocondríaco, es decir, que me tomaran por alguien que pensaba que estaba enfermo sin estarlo. La mayoría me hacía un examen, me hacía un cultivo de estreptococos de garganta y luego había dos opciones: bien me decían que se veía un poco de irritación en la garganta, para lo que a veces me recetaban un antibiótico, bien me decían que todo estaba bien. Sin embargo, ni una ni otra me servían de ayuda. No soy hipocondríaco: mi problema es una realidad; pero al parecer pocos médicos pueden entender las realidades subjetivas del SNV. Pese a ello, no pienso rendirme.

Las personas con SNV buscan ayuda, así que cuando se les presenta una oportunidad de recibirla, aunque sea cirugía, es normal sentirse tentado. No obstante, cuando las operaciones consisten en extirpar más tejido de los cornetes, en mi opinión, no solo no mejoran el estado de estas personas, sino que lo empeoran. Así que lo que necesitamos en lugar de eso es verdadera ayuda para que nuestras malheridas narices encuentren una mejoría sustancial.

Efectos psicológicos de lidiar con el SNV

El grado en que el SNV afecta a las personas desde un punto de vista emocional varía muchísimo, ya que si hay quienes lo califican como una simple «molestia», otros se ven más gravemente perjudicados.[8] Según conversaciones que he tenido con otras personas con este síndrome, una parte de ellos se siente indignada porque hay médicos que creen que están «locos» o que tienen una enfermedad mental, a la vez que obvian que los síntomas físicos están relacionados con el estado mental. Son de la opinión de que la constante dificultad para respirar y la gran atención que le deben prestar a esta enfermedad son los principales factores que llevan a la depresión.

En ese sentido, no hay ninguna base fisiológica para los

síntomas psicológicos que sufren las personas con el SNV. La mayoría de las culturas de la antigüedad dan por hecho la conexión que hay entre una respiración por la nariz satisfactoria y un estado de bienestar emocional. Cuando se respira hondamente por la nariz se liberan endorfinas o «analgésicos», a la vez que se estimula el sistema nervioso parasimpático o el «sistema nervioso de relajación». Sin embargo, cuando al cerebro no le llega información de que se está respirando por la nariz, este pone al cuerpo en alerta de que hay algo que está fallando, lo cual, a su vez, libera hormonas de estrés. Como consecuencia, cuando la respiración es superficial, las personas con SNV suelen experimentar altos niveles de estrés de forma constante. Este nivel de estrés elevado y crónico puede tener un efecto perjudicial en la esperanza de vida y el bienestar emocional de esas personas, con lo que son más proclives a sufrir trastornos mentales. Y para colmo, estos síntomas emocionales pueden, por su parte, debilitar el sistema inmunitario.

Si se tienen en cuanta los problemas mentales anteriores, que guardan relación con el SNV, puede ser necesario recibir terapia, ya que, aunque bien puede que no solucione la patología física, puede resultar terapéutica, ya que sirve para desahogarse sobre los problemas que conlleva este síndrome. Es posible que lo recomendable sea combinar el tratamiento médico con la terapia. Dentro de los tipos de terapias, la cognitivo-conductual resulta efectiva, ya que parte de que los pensamientos preceden a las conductas y, por ello, trata de cambiar las cogniciones (pensa-mientos) del paciente que puedan ser irracionales o de deses-peranza. De esta forma, se cree que al sustituir estos pensamientos por otros racionales, se manejan mejor los momentos de estrés.

En ocasiones me he preguntado si mejoraré alguna vez. Los síntomas físicos no cesan. Sin embargo, cuento con un sólido grupo que me sirve de sostén: mi familia más cercana y mi fe en Jesucristo. Creo que son mi salvación de la depresión.

Hay otros factores protectores y de riesgo que se interponen entre el SNV y la depresión. Es posible que una persona que padece este síndrome que disfrute de un gran apoyo social, una profunda fe religiosa, una actitud optimista y que además crea que tiene control sobre su destino, entre otros factores, tenga menos posibilidades de sufrir depresión que alguien que haya perdido a un ser querido, que se haya divorciado o que sienta que es imposible controlar su futuro.

Aunque ha habido momentos en que he sentido fortaleza y seguridad, confieso que ha habido otros en que he llorado. He llorado por la gravedad de este problema y porque conlleva una gestión constante. He llorado porque me gustaría dedicarles más energía a mi mujer, a mis hijos y a los demás, que la que empleo en mí mismo, pero la realidad es que me encuentro preocupado por mi nariz y estoy carente de esa energía. Parecía egoísta obsesionarme con mi nariz, pero era algo que no podía evitar. Me gustaría poder decir que jamás me he quejado, pero no ha sido así. He estado bregando con el SNV, que es una condición complicada de soportar.

Las dificultades para respirar de esta enfermedad suelen provocar ansiedad. No es fácil pensar en qué es lo próximo que uno va a decir cuando se está luchando por respirar bien, y esto puede causar ansiedad. Estas dificultades de respiración sumadas a las sinusitis que se repetían, pueden tener como resultado que se eviten las situaciones sociales. Como he dicho, ha habido veces en que he preferido estar solo. Pese a que me gusta estar rodeado de personas, mis batallas constantes con mi estado de salud me dejaban apático y decaído. Por ese motivo, lo único que he necesitado en ocasiones es mi espacio y mi tiempo para lidiar con el SNV.

Por qué *no* pienso rendirme

Falta decir que mi estado de salud ha mejorado en general entre julio de 2003 y la actualidad. Ahora comprendo mi nariz mejor que nunca y he aprendido con el paso del tiempo muchas estrategias médicas de gestión para tratar el SNV. Además, me he operado para ponerme un implante quirúrgico que me ha resultado beneficioso, ya que me ha aliviado algunos síntomas.

Por esos motivos, no pienso rendirme. Pienso aprovechar mi vida al máximo y superar el SNV lo mejor que pueda. He participado dos veces en la carrera Boilermaker pese a mis dificultades respiratorias; trabajo de psicólogo escolar; y no permito que el SNV interfiera en mi vida familiar, pues disfruto de mi preciosa mujer y seis niños pequenos.

Sin duda, mi lucha continúa. Pese a las intervenciones a las que ya me he sometido, todavía me resulta desagradable respirar por una nariz que parece estar obstruida, y cuya mucosa nasal y sinusal está irritada. Hay veces en que parece que mi camino para descubrir el SNV es interminable y que tiene una solución inalcanzable. Pongo a prueba numerosas técnicas, de las cuales algunas han tenido excelentes resultados, pero otras han supuesto un fracaso, pues las infecciones persistían.

Un inesperado giro de acontecimiento que continúa

En los últimos tres años, he tenido más que suficientes opiniones discrepantes de otorrinolaringólogos sobre cómo actuar ante el estado de mi nariz. Sentía frustración por las repetidas sinusitis que padecí durante todo el invierno hasta entrado abril de 2006. Incluso la directora del colegio donde trabajo, comentó una vez cómo «parecía que había estado resfriado todo el invierno» y de broma me dejaba caer que la podía haber contagiado en alguna ocasión.

A principios de abril de 2006 me puse en contacto con una consulta de ORL para hacer la siguiente pregunta: «Debido a que sufro infecciones durante todo el invierno, ¿sería sensato probar una dosis oral de antibióticos más baja durante un mes o más tiempo?». Aunque ahora creo que la respuesta es que no, no recibí ninguna respuesta de ese médico tras una semana y media. Cuando llamé de nuevo para insistir y explicar con educación mi situación, la recepcionista me dijo, en un tono desafiante que estaba de más, que «el Dr. siempre responde a las preguntas. Lo único que ocurre es que la consulta tiene mucho ajetreo». Entonces, le conté que tenía la garganta roja como un tomate y que no sabía qué hacer. A día de hoy todavía no he recibido respuesta.

Sin embargo, el que no me respondiera probablemente escondía una bendición, porque una semana después, decidí buscar ayuda en otra parte. Y desde entonces voy a la consulta de otro especialista de ORL local.

Este otorrinolaringólogo me dedicó su tiempo y me dio consejos prácticos para mejorar mi estado de salud. Le agradecí enormemente todo ese tiempo porque me hizo sentir escuchado y atendido.

En mi primera consulta, me hizo una prueba de presión en los oídos y me dijo que tenía presión desigual, lo que se conoce como desequilibrio. Me dio consejos sobre cómo sonarme la nariz para que la presión de los oídos volviese a equilibrarse. Para ello, aguantaba la respiración, me tapaba la nariz y soplaba aire hacia arriba. Me indicó que me ayudaría mucho si lo repetía cada hora. También me dijo que el uso de descongestionante podría alterar mi sueño, ya que produce ansiedad, y puede ser que no le faltara razón, porque me aceleraba el corazón. Me prescribió Mucinex® para disolver el moco y Flonase® para reducir la inflamación.

Al tomar estos dos fármacos con regularidad, sentí una gran diferencia en los siguientes cinco días. Dormí bien y me sentía descansado cuando me levantaba por la mañana. Además, parecía que respiraba mejor y más profundamente que poco antes. Me alegró notar que mejoraba gracias a sus recomendaciones médicas. Me sentía agradecido por la más insignificante mejoría.

Por desgracia, contraje otra infección poco después. Podía respirar bien por mi fosa nasal izquierda, pero la derecha parecía taponada. * Era como si el moco estuviera atascado en mi fosa nasal derecha. A veces, cuando conseguía expulsar los mocos por la fosa nasal derecha tras un prolongado ataque de lo que parecía una verdadera congestión, sentía cierto alivio. En ese sentido, me consolaba saber que esta sensación se debía a una causa física.

En una consulta a este otorrinolaringólogo, me examinó la nariz con un pequeño tubo negro llamado endoscopio. Le dije que me resulta mucho más difícil respirar por la fosa nasal derecha que por la izquierda. Parecía que la derecha estaba obstruida, aunque estaba despejada.

---

* Más tarde me enteré de que esta sensación de congestión era una consecuencia directa de la extirpación de mi cornete inferior derecho, ya que causó flujo aéreo turbulento en la fosa nasal derecha, sequedad nasal y, por consiguiente, mucosidad espesa.

Tras examinar mi nariz, me indicó que había visto un pólipo junto a mi tabique y tejido cicatrizal que impedían la respiración por la fosa nasal derecha. Como ya no practicaba la cirugía, me derivó a otro especialista en ORL de la zona, el cual, según su opinión, me extirparía ese tejido. Igualmente, me dijo que debido a que el tejido cicatrizal vuelve a crecer en ocasiones, cabía la posibilidad de que tuviera que someterme a esta cirugía periódicamente a lo largo de mi vida. Así que le creí, pues me aferré a una lógica que podía explicar el motivo por el que mi fosa nasal derecha estaba peor que la izquierda. Seguidamente, llamé al otro otorrinolaringólogo y concerté una cita para el 9 de junio de 2006.

En la consulta, este médico examinó el interior de mi nariz con una linterna y me dijo que mi principal problema era un «nariz vacía» y que el tejido cicatrizal que veía era mínimo. Me quedé desolado. Lo que esperaba era una solución al complejo problema que presentaba mi nariz, así que pensé que una operación igual me proporcionaría alivio. No había sentido hasta ese momento tanta confusión, ya que se me presentaban opiniones médicas inco-herentes en cuanto a mi nariz, así que no sabía qué hacer al respecto. Al volver al otro médico local, el que me recomendó que me extirpase el tejido cicatrizal, me explicó que era posible que el otro médico no quisiese cortar el tejido cicatrizal que provocaba la obstrucción porque podría volver a crecer. Al menos fue eso lo que me explicó.

Estaba tan desconcertado por estas opiniones profesionales en conflicto, que traté de razonar conmigo mismo cuál sería la mejor forma de proceder. Tenía claro que ninguno de los profesionales médicos me había ofrecido hasta ese momento ninguna vía, sino más bien solo una parte de un rompecabezas mayor. Para ser sincero, confiaba más en la opinión del médico que me examinó la nariz con el endoscopio (por el tiempo, el carácter técnico y la total meticulosidad de su examen), que la del médico que la examinó un solo instante con una linterna. Estaba desorientado. Así que ante estas opiniones contradictorias, lo que deseaba era buscar una tercera opinión. Y es que ya estaba cansado de toparme con opiniones profesionales discordantes en mi interminable camino hacia una cura de mi nariz.

Búsqueda de ayuda de la mano del Dr. Houser

Llegado este momento, estaba dispuesto a viajar lo que fuera necesario para conseguir una nueva opinión médica, así que busqué la ayuda de un médico otorrinolaringólogo que conocía el síndrome de la nariz vacía: el Dr. Steven Houser de Cleveland, Ohio. Sabía que era una autoridad en el SNV porque tenía un sitio web que daba información en un tutorial sobre el implante de AlloDerm®, un tratamiento quirúrgico para el tratamiento del SNV; y además ofrece asesoramiento gratuito a las personas que padecen este síndrome en otro sitio web.

Aquí está el correo electrónico que le escribí el 12 de junio de 2006:

Estimado Dr. Houser:

Soy un hombre de veintisiete años que sufre lo que se llama «rinitis atrófica grave» como consecuencia de una septoplastia y una turbinectomía parcial practicadas en 1997. He tratado con gran ahínco mejorar mi estado usando la irrigación pulsátil, Mucinex®, Allegra®, Flonase®, vacunas para la alergia y muchas otras técnicas que el Dr. Grossan recomienda en The Sinus Cure (La cura sinusal para tratar esta enfermedad. Mi pregunta es la siguiente. Hace muy poco acudí a un médico que me recomendó que me operara para eliminar tejido cicatrizal, el cual supuestamente impide la respiración de forma parcial por la fosa nasal derecha. Luego, me recomendó que me practicara la operación otro cirujano, pero este me dijo que no me sometiese a ninguna otra cirugía en la nariz debido a mi rinitis atrófica. En otras palabras, se me han dado dos opiniones diametralmente opuestas. Hace años, desde mi operación en 1997, que sé que mi fosa nasal izquierda respira mucho mejor que la derecha; pero desconozco el motivo y no sé qué hacer. ¿Resulta, pues, una buena idea o una mala idea extirparle tejido cicatrizal a alguien que sufre de rinitis atrófica?

Resido en el centro del estado de Nueva York, pero debido a mi grado de preocupación, estaría dispuesto a visitarle en su consulta para que me dé su opinión médica en este asunto este verano o más adelante. Le agradezco, además, la ayuda que presta a personas con mi enfermedad.

Chris Martin

El Dr. Houser respondió enseguida y me aconsejó que obrara con mucha cautela ante la posibilidad de someterme a una nueva cirugía en la que se extirpara tejido, porque ya había perdido una importante cantidad en el pasado. Según él, no era necesario operarme debido a los síntomas obstructivos que le había indicado. Sin embargo, no conocía mi anatomía, pero aun así, debía ser prudente. Me dijo que estaría encantado de hacerme un examen. Me animó mucho que hubiese un médico que conociera el SNV y estuviera interesado en tratarlo.

Tras unas cuantas llamadas de seguimiento a la consulta del Dr. Houser, me dijeron que le enviara un TAC, en caso de ser posible, en formato CD-ROM, antes de concertar una cita. Le solicité a mi médico local que me prescribiese un TAC, tras lo cual, me hice un TAC de la nariz y los senos paranasales el 21 de junio de 2006. En cuanto recibí una copia, se la mandé al Dr. Houser. Luego, esperé en vilo hasta que respondió el 29 de junio.

Informe de mi TAC del 2006 del Dr. Houser

Le faltan los cornetes inferiores y medios. Tiene antrostomías maxilares accesorias (probablemente iatrogénicas) que no incluyen los ostia naturales. Sus etmoides, frontales y esfenoides, aparecen limpios con un espesor mínimo en la base de los senos maxilares. Su tabique está bastante centrado. No parece que tenga una perforación del tabique nasal en la parte anterior (parte delantera) muy alta. No recomiendo «retocar la cicatriz» de nuevo a no ser que sea para conectar los ostia maxilares naturales con los ostia accesorio

Le agradecía el análisis que había hecho. De alguna forma, confirmaba lo que yo sospechaba que era una posible causa de mi problema: me faltaban los cornetes. Le envíe al Dr. Houser otro correo electrónico el 5 de julio para preguntarle: «Ya que, según mi TAC, me faltan los cornetes inferiores y medios, ¿podría concertar una cita con usted para considerar la posibilidad de un implante de AlloDerm®?». A lo que me respondió que estaría encantando de atenderme, y además me comentó que los implantes de AlloDerm® ayudan a que los «problemas respiratorios» que parecía que tenía remitan. Me dijo que posiblemente necesitaría un amplio implante a lo largo del lado derecho del tabique nasal. No estaba seguro de si prefería ir a una consulta primero y luego, si fuese necesario, ponerme el implante más adelante; o si trataría de ir a la consulta un día y ponerme el implante al día siguiente con el fin de minimizar en costes y desplazamientos, ya que tenía que viajar desde más de 480 kilómetros. Así que opté por lo segundo.

Cuando recibí este correo electrónico, mi mujer pudo ver mi ilusión, ya que lucía una sonrisa de oreja a oreja. El Dr. Houser quería verme. Me alegraba saber que me examinarían y que posiblemente me operaría el Dr. Houser.

Me puse en contacto con la secretaria del Dr. Houser y le di toda la información de mi seguro médico que se necesitaba. Me informó de que no podría operarme hasta finales de agosto, lo cual en ese momento me pareció una eternidad, aunque estaba igualmente agradecido por darme la oportunidad.

No sabía muy bien si mi seguro médico, Excellus Blue Cross Blue Shield, cubriría los costes de este procedimiento porque no estaba en la lista de coberturas de Blue Cross. Puesto que este procedimiento era poco frecuente, temía que se considerara «experimental» y que, por tanto, no se cubriera. Según el Dr. Houser, el coste de un implante de AlloDerm® ronda por lo general de los cinco a los quince mil dólares; y él no tenía ningún control de los costes, solo de los códigos de la terminología actualizada de procedimientos médicos (Current Procedural Terminology, CPT), que los médicos utilizan para comunicar el servicio prestado al paciente.[9] En su consulta, me advirtieron de que el Dr. Houser tenía que remitir una carta a Blue Cross para justificar la necesidad de la intervención, y que luego Blue Cross decidiría si cubriría el procedimiento para implantar el AlloDerm®. El Dr. Houser le pidió a su secretaria que me avisara de que, en función de la respuesta de Blue Cross, cabía la posibilidad de que lo tuviera que ver primero, luego tuviera que volver solicitar la cobertura del seguro y luego someterme a cirugía más adelante.

Esperaba la respuesta de Blue Cross con gran inquietud. Por

un lado, estar tan cerca de uno de los más importantes objetivos de mi vida, que era mejorar mi estado de salud, era emocionante; pero, a su vez, era frustrante ver pasar los días, que parecían una eternidad, mientras esperaba una respuesta. Cuanto más cerca está uno de alcanzar un objetivo, más frustración se siente ante cualquier impedimento. Por fortuna, en esta ocasión, nada obstaculizó mi camino hacia la recuperación de mi salud.

Me puse en contacto con Blue Cross varias veces y, la mañana del 3 de agosto, me enteré de que el procedimiento para el implante de AlloDerm® había sido aprobado. Acto seguido llamé a la secretaría del Dr. Houser para darle las noticias. Supongo que se podría decir que esa mañana fue muy especial para mí después de saber que iban a cubrir este procedimiento. Por fin podía ver la luz al final del túnel. Me encontraba visitando a mi hermana, Robin, y su familia en Carolina del Sur, y lo cierto es que no podía ocultar mi alegría. Tenía la sensación de que todo había ido rodado para que pudiera someterme a esta intervención. No cabía en mí de felicidad, ya que la operación parecía más cerca que nunca.

Debido a todo el estrés emocional que conllevaba la preparación para esta cirugía, rompí a llorar. Cuando el estrés se va acumulando con el tiempo, y teniendo en cuenta que la salud ha sido el motivo de desesperación durante diez años, llorar es algo natural. La aprobación de la cobertura significaba que podía seguir adelante con la intervención, con lo que era posible que experimentara una significativa mejoría del estado de salud de mi nariz.

Desde la consulta del Dr. Houser, me mandaron una serie de panfletos de hoteles cercanos, la ubicación del hospital, así como información sobre la cita y la cirugía. Mi padre tuvo la bondad de ir conmigo en el coche a Cleveland para acompañarme. Solía coger pocas infecciones en verano, pero para mi desgracia unos días antes de la cita y la operación, caí enfermo con lo que parecía que era una inflamación nasal y sinusal. Así que temí que se cancelara la intervención.

La consulta

Mi consulta con el Dr. Houser fue el 21 de agosto de 2006 a las 15:00. Cuando entré para conocerlo, el enfermero me preguntó el motivo de mi consulta. Le expliqué que era porque tenía el SNV y me dijo: «Ha venido al lugar adecuado. El Dr. Houser ha operado a pacientes con SNV de otros países, incluso una persona vino desde Londres». Me confirmó lo que yo ya sabía: estaba en las mejores manos.

El Dr. Houser me vio y me dedicó tiempo durante la consulta, la cual duró más o menos una hora y media. Fue educado y amable, me saludó estrechándome la mano y respondió a mis preguntas a un ritmo que podía seguir.

Luego, me examinó los cornetes. Lo hizo con mucho cuidado, pues era consciente del dolor que podía sentir. Me dijo que me quedaba el 10% del cornete inferior derecho, y que el flujo de aire en mi fosa nasal derecha era turbulento, lo cual era la causa de que sintiese que mi fosa nasal derecha estuviese más obstruida que la izquierda. Me explicó que el 10% es una cantidad demasiado pequeña para que se pusiese un injerto en el cornete inferior derecho, puesto que el conducto nasolacrimal[*] estaría de por

---

[*] El conducto nasolacrimal es el sistema de drenaje de los ojos hacia la nariz.

medio. Se necesita entre 40-50% para que se pueda poner un injerto. En consecuencia, afirmó, podría reunir los requisitos para un implante en el lado derecho del tabique.

Me hizo la prueba del algodón durante la consulta: colocó un trozo de algodón alargado y mojado con suero fisiológico en la zona en que se insertaría el implante, es decir, a lo largo del tabique nasal en la fosa nasal derecha, puesto que me faltaba gran cantidad del cornete inferior derecho. Tras hacerlo, la respiración por el orificio derecho mejoró, aunque empeoró por el lado izquierdo justo después. No sé cómo explicarlo; solo se me ocurre que mi experiencia relacionada con la respiración por la nariz es relativa, en el sentido de que la respiración por la fosa derecha podría ser mejor solo comparada con la fosa izquierda. Después de que el Dr. Houser pusiera este algodón en mi nariz unos treinta minutos, noté cómo la mucosidad bajaba por la parte trasera de mi garganta y que sentía cierto alivio al respirar por la nariz. No es que mi respiración fuera perfecta, pero había moderado los síntomas adversos de mi respiración que estaban asociados con el SNV. Como quedó demostrado que la prueba del algodón beneficiaba mi respiración, reunía los requisitos para someterme a una cirugía de implante. El Dr. Houser me explicó que la cirugía sería con anestesia general, ya que tenía que trabajar a un nivel profundo de mi tabique. Asimismo, me explicó que no podía ponerme un implante en ambos lados del tabique en la misma operación, porque eso me agujerearía el tabique.*

El Dr. Houser me preguntó si quería un pequeño implante

---

* El tabique es una lámina fina osteocartilaginosa; por ello, un implante en ambos lados en la misma operación podría causar un agujero. Sin embargo, se puede hacer un implante en cada lado del tabique en operaciones distintas sin hacer un agujero.

que aumentara el cornete inferior izquierdo, ya que me quedaba un 40% del mismo, a lo que dije que sí. Puso un algodón en mi fosa nasal izquierda, y mejoró mi respiración.

Durante el examen, el Dr. Houser observó lo siguiente:

1. Tenía un agujero en el seno maxilar.[*] En su opinión, este agujero no tenía ningún efecto, puesto que era pequeño y estaba fuera de la vía por donde pasa el aire.

2. Tenía un agujero en la zona alta de la parte anterior de mi tabique nasal. En su opinión, no tenía ningún efecto porque era pequeño y estaba fuera de la vía por donde pasa el aire.

3. Tenía rinosinusitis, no solo sinusitis, debido a una inflamación de la nariz y los senos paranasales.

Evaluación del Dr. Houser de los cornetes

Los cornetes medios están ausentes (quedan unas puntas); conserva el 40% del cornete inferior izquierdo; conserva el 10% del cornete inferior derecho.

Me gustaría reflexionar sobre la anatomía de mi nariz basándome en el examen del Dr. Houser, su análisis de mi TAC y el TAC del 2003. La turbinectomía parcial y la septoplastia resultaron en el siguiente estado:

Solo conservaba el 10% de mis cornetes medio y de mi cornete inferior derecho; conservaba el 40% de mi cornete inferior izquierdo; tenía un agujero en

---

[*] El médico había hecho un agujero en el seno maxilar con el fin de facilitar el drenaje de la mucosidad.

la zona alta del tabique nasal; tenía un agujero en el seno maxilar; y mis senos etmoidales habían sido parcialmente extirpados.

Queda claro que se me había extirpado más en las operaciones, es decir, la turbinectomía parcial y la septoplastia, de que lo que se me había dicho.

Al final de la consulta, el Dr. Houser me mostró dos biomateriales (AlloDerm® y SIS®), que son los posibles materiales de implante para el SNV. El primero era más grueso que el segundo. Me dijo que prefería AlloDerm® porque SIS® podía «arrugarse como papel de periódico» si se dañaba, mientras que el otro es más resistente.

La cirugía que sí resultó ser beneficiosa

Al día siguiente, un martes 22 de agosto de 2006, tuvo lugar mi intervención. Antes de la operación, un enfermero dejó caer que el Dr. Houser consigue excelentes resultados tras la operación. Esto no hacía sino confirmar lo que ya sabía. Estaba nervioso, pero animado al saber que el Dr. Houser era quien me iba a operar. Mientras me llevaban a la sala de operaciones a las 10:45 aproximadamente, pude verlo en un lado mirando a una pantalla grande, supongo que estaba preparándose para la intervención. Los auxiliares me ayudaron a subirme a una plataforma y antes de que me diera cuenta, me había quedado dormido.

Me despertó un miembro del personal de enfermería alrededor de las 15:00, y me dijo que el Dr. Houser vendría pronto para ver cómo estaba. La mayoría de las personas que se ha sometido a una operación estarán de acuerdo en que la anestesia general te deja aturdido, así que el resto del día es un recuerdo borroso. Me tuvieron que ayudar a andar hasta el coche tras la cirugía. Luego, descansé lo que quedaba de día. Me colocaron un tapón nasal en mi fosa nasal derecha, pero no en la izquierda, así que no pude dormir bien esa noche.

Al día siguiente, miércoles 23 de agosto, tuve una consulta de seguimiento con el Dr. Houser. Me examinó la nariz y quitó con cuidado el tapón. A diferencia de mi otra experiencia con el otorrinolaringólogo que me realizó la turbinectomía parcial, en este caso fue agradable o al menos no fue demasiado molesta. El Dr. Houser respondió muchas preguntas que le hice y me ordenó que no me sonara la nariz durante al menos dos semanas, que no practicara ningún ejercicio de grandes esfuerzos durante tres semanas, y que no utilizara irrigaciones pulsátiles durante un mes. No obstante, sí me recomendó que utilizara aerosoles nasales de suero fisiológico siempre que no lo empujara contra el implante al rociarlo directamente en la zona. Por último, me indicó que era probable que notara los efectos permanentes en la respiración por la nariz seis semanas tras la cirugía.

En la siguiente página hay fotografías del interior de mi nariz que el Dr. Houser tomó justo antes y después de la intervención. Hay que verlas como si estuviera mirando de frente.

Tabiquenasal

Mi nariz antes de la opercion

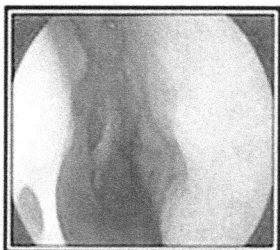

Figura 2. Fosa nasal
derecho

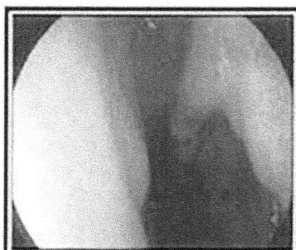

Figura 3. Fosa nasal
izquierda

Mi nariz tras la operación

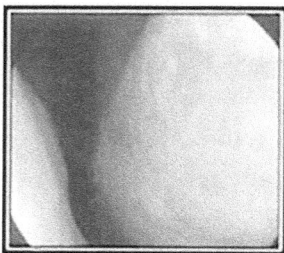

Figura 2. Fosa nasal
derecho

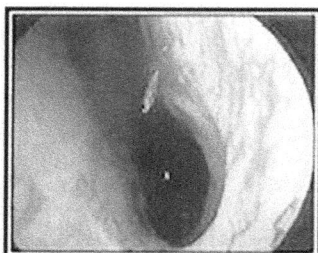

Figura 3. Fosa nasal
izquierda

Se puede apreciar cómo el lado derecho del tabique y el cornete inferior izquierdo son más voluminosos tras la cirugía, con lo que proporcionan una mayor resistencia al flujo de aire que pasa por la nariz.

Tras la operación

El 23 de agosto, mi padre y yo íbamos de camino desde Cleveland a Sauquoit en coche, pero yo aún estaba al inicio de mi recuperación. Tras una operación, es frecuente que a los pacientes les salgan muchas costras mientras se les cura la nariz. Notaba costras en una fosa nasal, hasta tal punto que casi no podía respirar por la nariz. Sin embargo, con mucho cuidado, conseguía extraerlas.

Me inquietaba mucho mi estado posoperatorio y, por eso, le escribí al Dr. Houser un correo electrónico para decirle que había un trozo blanco colgando en la parte trasera de la nariz y que me preocupaba que se hubiese movido el implante con el traqueteo del coche de camino a casa. Me respondió que lo más probable era que fuese un punto de sutura y que era imposible que se me hubiese caído el implante a no ser que literalmente quitase cada punto de sutura y tirase del implante, lo cual me dijo en tono desenfadado que no hiciera.

Al día siguiente, le envié al Dr. Houser otra pregunta que pecaba de ingenua, aunque en aquel momento a mí me parecía importantísima. Le conté que se veía un trozo blanco colgando en el interior de mi nariz y le pregunté si podía ser el AlloDerm®. Su respuesta fue que el implante era submucoso (es decir, que está bajo la capa mucosa) y que, por tanto, no se puede ver.

Al llegar a casa, pasé parte de la primera tarde disfrutando del fresco. Mientras mi mujer y mis hijas estaban en el patio trasero, yo me puse en el jardín de delante de la casa. Me llamó la atención una mariposa monarca que estaba posada en una flor del césped y que acababa de salir de su capullo. Empezó a batir sus alas con timidez, pero, según iba practicando, las batía con más y más fuerza hasta que se fue aleteando con soltura. Esta mariposa que se hizo más fuerte ante mi mirada parecía la metáfora que explicaba a la perfección lo que sentía en ese momento. Representaba la libertad de las enfermedades pasadas, como el SNV. No solo creía que me recuperaría, sino que además guardaba esperanzas. La mariposa era la confirmación.

Algo curioso ocurrió en las dos semanas que siguieron a la cirugía, porque, si bien en el caso de algunas cirugías nasales, se espera que uno de los efectos sea una congestión durante las primeras semanas tras una operación, para sorpresa mía, sufrí más congestión durante las primeras semanas que en los diez años anteriores. Por ejemplo, me resultó una experiencia fascinante que mi nariz estuviera moqueando durante algunos días, porque durante diez años no habría sido posible aunque quisiera debido a la sequedad nasal que padecía de forma crónica.

Cuatro días después de la operación, estaba descansando una tarde cuando me percaté de que mi nariz y mis pulmones estaban funcionando en armonía. ¡Era la mejor sensación del mundo! Sobre todo lo notaba cuando me tumbaba sobre mi costado izquierdo de forma que mi fosa nasal derecha estaba en la mitad superior. El resultado era que descansaba mejor mientras dormía. La calidad del sueño mejoró durante el siguiente mes y medio porque podía respirar profundamente. Asimismo, mi mujer reparó en que parecía menos espabilado de noche gracias a mi nariz, y empecé a sonarme la nariz con más moderación. Ya no me despertaba en mitad de la noche ni me sonaba con todas mis fuerzas, por poner un par de ejemplos.

Otro beneficio que me aportó la cirugía fue que el flujo de aire parecía menos molesto al llegar a los pulmones debido a la mayor resistencia al flujo de aire en la nariz, el cual, incluso durante un frío invierno, parecía más húmedo y, por tanto, menos áspero, en los pulmones.

Otra consecuencia positiva que conllevó la cirugía era que

tenía más mucosidad en la nariz. Gracias a que el implante de AlloDerm® había estrechado la fosa nasal, parecía que había mejorado el nivel de humedad de mi nariz. El Dr. Houser, de hecho, me dijo que todas las personas a las que se le había puesto este implante habían confirmado esa mejoría en cuanto a la humedad. La consecuencia era que cuando me sonaba la nariz, los mocos salían con muchísima más facilidad. Así que pensé que debido a que la producción de mucosidad y la humedad habían aumentado, mis senos nasales y paranasales se irritarían menos y, quizás, mi sistema de aclaramiento mucociliar funcionaría mejor.

Además de todo esto, podía oler mejor porque el flujo de aire entraba de forma más ordenada y se dirigía hacia mis nervios olfativos, sobre todo, los de mi fosa nasal derecha. Aunque el sentido del olfato seguía siendo más fuerte en la fosa izquierda, en general había mejorado.

Pese a que la primera cirugía no fue la panacea, fue una mejora y, probablemente fue igual de fundamental el hecho de que me diera esperanzas. De igual forma, consiguió que me sintiera menos desesperado por someterme a cualquier cirugía para tratar este problema, lo cual es lo contrario a cómo me sentía antes de la cirugía. Aunque sigo teniendo que tratar el SNV como, por ejemplo, con irrigaciones de suero fisiológico, ya no me resulta tan difícil sobrellevarlo.

Al cabo de los meses, sentí que los síntomas volvieron a empeorar levemente desde la cirugía; por ejemplo, se acentuó la sequedad en la nariz y descansaba menos cuando dormía. Aun así, en general, había mejorado con respecto a mi estado anterior a la cirugía. A medida que los vasos sanguíneos se unían al AlloDerm®

(lo que hacía que el tamaño de este disminuyera según se llenaban las burbujas de aire), los efectos positivos que tuvo en la respiración se volvieron menos perceptibles. Aunque, como he dicho, experimenté una mejora general de mi respiración en comparación con mi estado anterior a la cirugía.

El Dr. Houser me señaló durante una consulta en diciembre de 2006 que el implante estaba tal y como se esperaba, y afirmó que un nuevo aumento me proporcionaría una mejoría adicional. Así pues, me sometí a una segunda operación para implantarme un segundo AlloDerm® el 20 de febrero de 2007.

Ahora que escribo estas líneas, han pasado dos meses desde el segundo implante, el cual parece haber aportado una nueva mejoría. Hace poco me resfrié, y la cantidad de mucosidad que producía era mucho mayor a la de antes de los implantes. El resfriado me duró solo unos ocho días, mientras que antes de ponérmelos, me habría durado entre dos y tres semanas. La resistencia nasal ha aumentado, con lo que puedo inspirar aire frío y seco con mayor comodidad. Aunque no respiro con completa normalidad, sí ha habido una mejoría.

No hay duda de que estos implantes han sido más efectivos para tratarme el SNV y, si padece este síndrome y su seguro lo cubre, le recomiendo muchísimo este otorrinolaringólogo y que se someta a esta operación. Los implantes han reducido el estrés que conllevaba el SNV. Y ahora que sí he recibido ayuda, quiero prestar mi apoyo a otros con esta enfermedad. Conozco de primera mano lo duro que puede ser el SNV. Pero también creo que hay esperanza.

Referencias del capítulo 3

[1] MOORE, E.J. y E.B. KERN. «Atrophic Rhinitis: A review of 242 cases». *American Journal of Rhinology.* 2001, 15, pp. 355-361.

[2] KERN, E.B. [Audio]. Haga clic aquí para escuchar la conferencia del Dr. Kern sobre el SNV. 2006. Sitio web de Empty Nose Syndrome Association: *www.emptynosesyndrome.org.* [Consulta: 24/11/2006].

[3] HOUSER, S.M. *Empty Nose Syndrome Associated with Middle Turbinate Resection.* Sesión de pósteres presentada en la reunión de American Rhinologic Society. Nueva York: septiembre de 2004.

[4] YOUNG, A. «Closure of the nostril in atrophic rhinitis». *Journal of Laryngology and Otology.* 1971, 81, pp. 515-524.

[5] HOUSER, S.M. *Frequently Asked Questions.* 2006a. Sitio web de rinología y alergia: http://www.metrohealth.org/physician/Steven-Houser-60046, párr. 3. [Consulta: 24/11/2006].

[6] Houser, S.M. *Frequently Asked Questions.* 2006a. [Léanse todas las páginas en caso de tener interés en este tema.] Sitio web de rinología y alergia: http://www.metrohealth.org/physician/Steven-Houser-60046. [Consulta: 24/11/2006].

[7] ZITNER, A. «Sniffing at Empty Nose Idea». *Los Angeles Times.* 10 de mayo de 2001, p. A.1.

[8] HOUSER, S.M. «Empty nose syndrome associated with middle turbinate resection». Otolaryngology - Head and Neck Surgery. 2006c, 135, pp. 972-973.

[9] HOUSER, S.M. *Frequently Asked Questions.* 2006a. Sitio web de rinología y alergia: http://www.metrohealth.org/physician/Steven-Houser-60046. [Consulta: 24/11/2006].

Capítulo cuarto

¿Qué es exactamente el síndrome de la nariz vacía?

Tras conocer en profundidad lo que experimenta un enfermo de SNV, sería de gran utilidad explicar qué base anatómica y fisiológica tiene el SNV. Las causas por las que he sufrido mucho de los problemas que he expuesto están claras; y con algo de suerte, mis experiencias aquí recogidas darán sentido al próximo apartado. En primer lugar, a continuación está la definición del síndrome de la nariz vacía:

Definición del síndrome de la nariz vacía

El síndrome de la nariz vacía (SNV) es un conjunto de síntomas que sufren personas que se han sometido a una cirugía de reducción o de escisión de los cornetes, y cuyo resultado ha sido la eliminación excesiva de tejido de cornetes, de forma que queda una nariz «vacía» o despejada, y los cornetes no pueden realizar sus funciones adecuadamente. Se considera que este síndrome es altamente variable y que cuenta con una definición deficiente.[1] La sensación de no llegar suficiente aire a pesar de que la cavidad nasal esté despejada, es un síntoma característico del SNV que causa gran desconcierto; se denomina obstrucción paradójica. Otros síntomas son sequedad nasal crónica, dificultad para concentrarse, frecuentes dolores de cabeza, aumento de la reactividad pulmonar ante componentes volátiles o productos irritantes de transmisión aérea, menor ventilación de los pulmones, disminución del sentido del olfato, mucosidad espesa y viscosa, sueño ligero, hemorragias nasales de poca importancia, fatiga y, en ocasiones, costras, infecciones sinusales recurrentes, o dolor o presión en los senos paranasales. Todo lo cual puede provocar ansiedad y depresión.

De qué forma los cornetes cumplen su función

Para adentrarse en el SNV se debe conocer qué tareas cumplen los cornetes, y cómo su anatomía cumple una función.

Los cornetes (también llamados conchas nasales) están compuestos de hueso cubierto por ambos lados de capas mucosas, que están cubiertas de vasos sanguíneos y terminaciones nerviosas. La parte externa es gruesa y tiene una enorme capacidad de producir mucosidad. Así pues, la eliminación de tejido de cornetes trae consigo la destrucción de gran cantidad de mucosa nasal y la formación de tejido cicatrizal, lo cual conlleva, a su vez, una reducción del número de cilios. Esta reducción de la cantidad cilios y el deterioro de la funcionalidad de estos provocan que se acumule la mucosidad, y con esta permanecen bacterias, virus, moho y hongos, en lugar de ser desechados mediante la destrucción con ácidos estomacales.

Los cornetes se clasifican en interiores,[*] medios, superiores y, en algunos casos, los supremos.[†]

---

[*] Los cornetes inferiores tienen un tamaño similar al del dedo índice; y los cornetes medios tienen un tamaño similar al del dedo meñique. Tanto los cornetes superiores, como los supremos son considerablemente más pequeños.

[†] Hay personas que tienen un cornete supremo, que es pequeñísimo y está situado por encima del cornete superior.

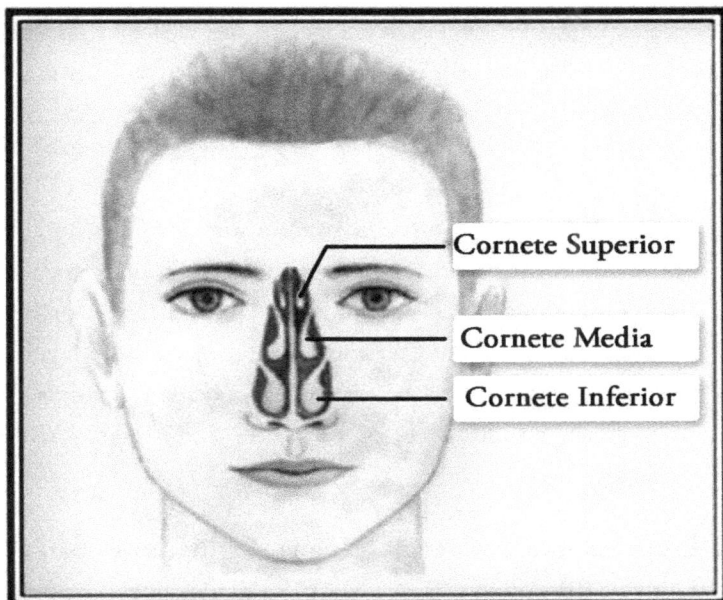

Figura 6. Vista frontal de los cornetes

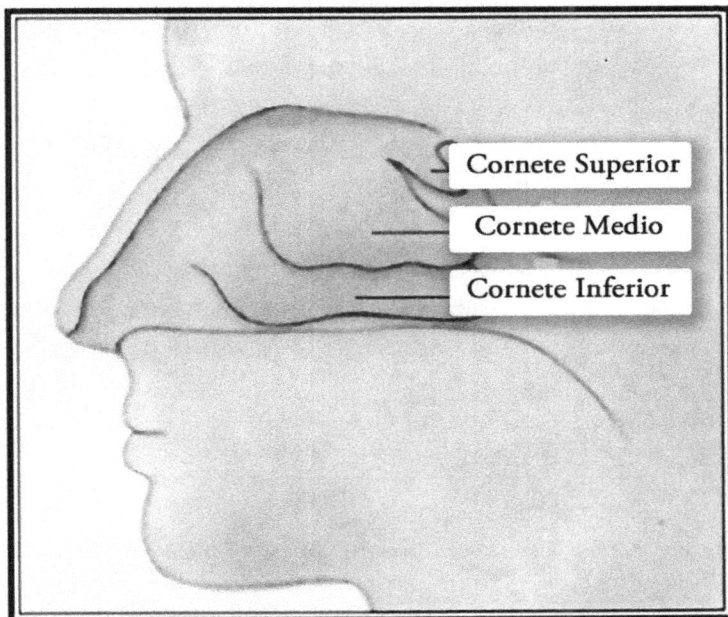

Figura 7. Vista lateral de los cornetes

Los cornetes cumplen muchas funciones vitales relacionadas con los 18.000 litros de aire que respiramos y para los 1-2 litros de mucosidad que pasa por la nariz y los senos paranasales cada día. Entre ellas:

1. **Dirigen el flujo de aire.** La nariz dirige el flujo de aire siguiendo un patrón ordenado para que el aire llegue a todas las zonas de la nariz. El espacio de aire con forma de canales entre los cornetes y entre el cornete inferior y el suelo de la fosa nasal se denominan «meatos», que ayudan a dirigir el flujo de aire en una dirección ordenada y con la velocidad adecuada.

2. **Proporcionan resistencia al flujo de aire en la nariz.** La nariz proporciona más del 50% de resistencia al total del flujo de aire que entra en los pulmones con el fin de que estos funcionen de forma óptima. Esta resistencia prepara el aire inspirado para que tenga la temperatura y la humedad adecuadas en los pulmones. De esta forma, se produce una respiración[*] óptima en los alveolos[†] de los pulmones.[‡]

3. **Contienen células nerviosas.** El flujo de aire laminar choca contra la mucosa nasal, que contiene receptores trigeminales (receptores nerviosos que detectan el

---

[*] Hay dos tipos de respiraciones. La primera es el paso de aire por las vías respiratorias altas y bajas hasta las células. La segunda es el proceso de llevar oxígeno a las células del cuerpo y de recoger dióxido de carbono de tejidos y órganos.

[†] Los alveolos son pequeños sacos huecos en los pulmones que permiten que el intercambio adecuado de gases (oxígeno y dióxido de carbono) con la sangre.

[‡] Debido a las dificultades respiratorias, los enfermos de SNV suelen respirar por la boca. Sin embargo, la respiración por la nariz supone una inspiración de entre 10 y 20% más de oxígeno que por la boca.[2]

movimiento y la temperatura del flujo de aire); de esta forma, las células nerviosas le comunican al cerebro que se está respirando. También existe la posibilidad de que el daño producido directamente en los nervios o que una regeneración deficiente de células nerviosas contribuyan a que se reconozca el flujo de aire en menor medida.

4. **Humidifican el aire que respiramos.** Los cornetes humidifican el aire que inspiramos para que alcance casi el 100% de humedad para cuando llegue a los pulmones. Esta hidratación disuelve los mocos además.

5. **Calientan el aire que respiramos.** Los cornetes calientan el aire no solo al proporcionar resistencia nasal al flujo de aire, sino también porque el cornete más grande y situado más abajo (el cornete inferior, que es el que tiene una enorme cantidad de vasos sanguíneos) tiene una enorme capacidad para expandirse (con el fin de disminuir la cantidad de aire frío que se inhala) y de contraerse (con el fin de que entre más aire en la nariz). En concreto, la porción anterior de los cornetes inferiores y medios desempeñan un papel fundamental a la hora de dirigir el aire y de mantener la hidratación y el calor nasal durante la exhalación. Gracias a estas funciones, el aire ronda la temperatura corporal cuando llega a los pulmones.

6. **Depuran el aire que respiramos.** Los cornetes cuentan con una superficie con la que se chocan las partículas infecciosas, para luego atraparlas dentro del moco, que es arrastrado hacia la faringe, donde es tragado sin causar ningún perjuicio.

7. **Huelen el aire que respiramos.** Los cornetes proyectan

una pequeña cantidad de aire, un 10% o menos, hacia los cornetes superiores, donde se encuentran los bulbos olfatorios, que ayudan a detectar el olor.

8. **Se hinchan.** Los cornetes se hinchan por un lado de la nariz, mientras que el otro lado se contrae, y luego se intercambian; este proceso, que se repite cada 2-4 horas, se conoce como el ciclo nasal. En consecuencia, solemos respirar solo a través de un lado de la nariz, mientras que el otro lado se relaja. El ciclo nasal también previene las úlceras de decúbito. Durante el sueño, el cornete inferior subordinado se llena de sangre, con lo que roza el tabique nasal; así, las personas pueden darse la vuelta sin despertarse. Este proceso puede repetirse cincuenta veces cada noche.

Entonces, ¿qué es exactamente ese síntoma desconcertante que sufren los enfermos de SNV, es decir, el fenómeno «obstrucción nasal paradójica»? Es la sensación de no estar respirando bien, cuando en realidad se está inspirando grandes cantidades de aire. Hay quienes afirman que tienen la nariz «congestionada», como yo, o «demasiado despejada».

Para entender su origen fisiológico, se debe entender la aerodinámica de la nariz.

El principio de Bernoulli explica la velocidad que toma el flujo de aire al pasar por la nariz. De acuerdo con este principio, a medida que la velocidad de un fluido aumenta, la presión decae. Si se aplica este principio a la nariz, la velocidad más alta se encuentra en las zonas más estrechas de la nariz, con lo que las zonas más despejadas tendrían una velocidad inferior. Según un estudio, la velocidad de inspiración es mayor en la zona de la válvula nasal (6-18 metros/segundo), luego disminuye en la vía principal (2 metros/segundo), para volver a aumentar a medida que el aire llega a la nasofaringe (3 metros/segundo).[3]

La zona de la válvula nasal está cerca de la parte frontal de la nariz y es la parte más estrecha de la fosa nasal, por lo que ofrece una considerable resistencia al flujo de aire de la nariz; por su parte, la nasofaringe es mucho más amplia y está en la parte trasera de la nariz, donde se conecta con la parte alta de la garganta. La zona de la válvula nasal es el principal sitio donde se siente el flujo de aire. Es aquí donde las cabezas de los cornetes inferiores, gracias a su capacidad de expandirse y contraerse, dirigen el flujo como cuando se pone el dedo pulgar en la boca de una manguera. Cuando se hace esto, el agua llega más lejos, mientras que, si quitamos el dedo, aunque la salida está completamente abierta, el agua cae a nuestros pies. De igual forma, en el caso de personas que tienen los cornetes inferiores intactos, estas pueden disfrutar de una respiración más profunda y más satisfactoria que las personas que no los tienen.

La eliminación de cornetes provoca que el flujo de aire que se inspire sea turbulento. Grutzenmacher, Lang y Mlynski afirman que cuando el flujo de aire es normal, este entra por la nariz de forma ordenada, por lo general, estimulando las células nerviosas de la mayor parte de la nariz.[4] Sin embargo, Grutzenmacher *et al.* y Proetz explican que cuando se eliminan los cornetes inferiores, el flujo de aire tiende a moverse de forma aleatoria por menos zonas de la nariz.[5] Cuando se eliminan los cornetes medios (o los inferiores y los medios), el aire entra haciendo zigzags.

Una vez que se entiende esto, varios factores contribuyen a

esta sensación de obstrucción paradójica cuando se eliminan los cornetes:*

♦ El flujo de aire se vuelve mucho más turbulento y no fluye por todas las zonas de la nariz, con lo que el aire es dirigido de forma menos eficiente de la nariz a los pulmones, a la vez que se produce una falta de estimulación de la mucosa nasal.

♦ Esta falta de estimulación de la mucosa nasal, la cual contiene receptores trigeminales, manda la señal al cerebro de que hay una falta de aire que entra por la nariz. El daño producido en los nervios o la deficiente regeneración de células nerviosas provocan que no se reconozca el flujo de aire.

♦ Debido a la reducida capacidad de humedecer, depurar y calentar el aire, la calidad del aire es notablemente menor cuando llega a los pulmones, de forma que el intercambio de gases en los alveolos es deficiente.

♦ La menor resistencia al flujo de aire en la nariz debilita la elasticidad (flexibilidad) de los pulmones y, por ese motivo, disminuye su capacidad de expansión.

♦ Al no ventilarse correctamente todas las partes de la nariz, en especial, las cavidades más altas, el sentido del olfato se resiente. El sistema nervioso olfativo se encarga de oler. Debido a la interacción entre los nervios olfativos y los trigeminales, un debilitado sentido del olfato disminuye, a

---

* Los factores que contribuyen a la obstrucción nasal paradójica pueden interactuar en sinergia. Es decir, la interacción de estos factores puede crear un nuevo efecto que es superior a la suma de los efectos individuales.

su vez, la sensación de que se mueve el flujo de aire por la nariz.

♦ Cuando se da una sequedad nasal crónica, el suministro de sangre que va a la mucosa nasal se reduce. Esta sequedad, además, aminora el funcionamiento de los cilios nasales y la producción de mucosidad y, entre otros problemas, reduce las sensaciones y reflejos nasales.

Se produce un reflejo directo entre la nariz y los pulmones denominado el reflejo nasobronquial. Un ejemplo de este reflejo es cuando las células nerviosas en la nariz detectan que entra aire de forma suave y ordenada; entonces, los pulmones se relajan para que se pueda hacer una inhalación profunda.[6, 7, 8, 9] Y al revés, cuando la nariz no detecta que haya un flujo de aire ordenado, los pulmones se tensan y la respiración pulmonar se vuelve más superficial. En el caso del SNV, esta armonía respiratoria natural entre la nariz, la boca y los pulmones queda mermada. En consecuencia, aquellas personas con SNV que no han sido tratadas, sufren un riesgo más elevado de padecer problemas pulmonares, como bronquitis o asma.

Igualmente, hay un reflejo directo entre la nariz y el corazón denominado reflejo nasocardiaco.[10, 11] Por ejemplo, cuando la nariz detecta un flujo de aire, los latidos se ralentizan; sin embargo, cuando la nariz no detecta un flujo de aire, los latidos se aceleran. Un reflejo nasocardiaco debilitado podría explicar por qué las personas con SNV sufren un mayor riesgo de padecer hipertensión.

Estos reflejos, sumados a una resistencia adecuada al flujo de aire nasal, permiten el óptimo funcionamiento de los pulmones y el corazón. [12, 13]

Al quitar los cornetes, se reduce la capacidad que tiene la nariz para calentar y humedecer el aire, como ha quedado demostrado en un artículo. Wolf, Naftali, Schroter y Elad pusieron de manifiesto que la eliminación de los cornetes inferiores pueden reducir el calor y el vapor de agua en la nariz en un 16%; la eliminación de los cornetes medios pueden reducir el calor y el vapor de agua en un 12%; y la eliminación de ambos cornetes pueden reducir el calor y el vapor de agua un 23%.[14] Afirman que se puede restaurar la pérdida un 6% mediante cirugía constructiva como, por ejemplo, con un implante de AlloDerm®. Dicho de otro modo, si bien al quitar los cornetes, se menoscaba la capacidad de calentar y humedecer el aire inspirado (como resultado de la eliminación de vasos sanguíneos y glándulas), este estudio determina que se pueden recuperar en parte estas funciones gracias a la cirugía reconstructiva.

Síntomas físicos del SNV

♦ Sensación constante de no llegar suficiente aire, como si fuera un caso crónico de disnea, debido a la falta de respiración por la nariz y a una debilitada ventilación de los pulmones, lo cual, a su vez, conlleva la falta de capacidad de concentración, dolores de cabeza y tendencia a hiperventilar ante presiones externas reales o no. Guye de Ámsterdam propuso el término «aprosexia nasalis», que significa la falta de memoria o la incapacidad para concentrarse como consecuencia de la hipertrofia de los adenoides (tejido situado en la profundidad de la nariz), los cuales impiden la respiración.[15] Este término se puede aplicar igualmente a los enfermos de SNV.

♦ Cuando no se puede respirar profundamente o se altera la respiración durante el sueño, se suele tener un sueño ligero y poco reparador; por ello, muchos de los que padecen el SNV se despiertan por la mañana como si no hubiesen descansado; en otros casos, suelen tener frecuentes pesadillas. En ocasiones, esta respiración superficial, sumada a la sequedad en las fosas nasales, produce ronquidos o apnea del sueño. A un especialista en trastornos del sueño, el cual suele estar preocupado por la apnea del sueño, le puede resultar difícil entender a una persona que sufra este síndrome, porque, aunque ronque con fuerza y tenga el sueño ligero, no muestra ninguno de los signos de la apnea del sueño. De forma que puede derivarlo a otro médico para le trate ansiedad o depresión a causa del deficiente sueño, el cual suele estar asociado a trastornos psicológicos, aunque sea, en parte, una consecuencia directa de la respiración superficial.

- ◆ Sequedad nasal crónica.
- ◆ Faringitis seca.
- ◆ Laringitis seca acompañada de trastorno de la voz.
- ◆ Mucosidad espesa y viscosa.
- ◆ Costras ocasionales.
- ◆ Insuficiente o, en algunos casos, excesiva producción de mocos.
- ◆ Sentido mermado del olfato o del gusto.
- ◆ Dolor o presión en los senos paranasales.
- ◆ Hemorragias de sangre de poca importancia o mocos manchados de sangre.
- ◆ Presión desigual en los oídos, fluidos en los oídos o trompas de Eustaquio distendidas.
- ◆ Olor fétido proveniente de la nariz.
- ◆ Aumento de la reactividad pulmonar ante componentes volátiles (como gasolina o pintura) o productos irritantes de transmisión aérea (como perfumes).

Síntomas psicológicos del SNV

- ♦ Ansiedad

- ♦ Depresión

- ♦ Evitación social

- ♦ Trastorno de pánico

Sistema propuesto para clasificar el SNV: CI, CM y ambos

El Dr. Houser ha propuesto 3 subtipos dentro del SNV para describir los síntomas asociados a cada tipo con el fin de servir de guía para sus respectivos tratamientos.

Subtipos de SNV propuestos por el Dr. Houser

1. SNV-CI: escisión parcial o total del cornete inferior.

2. SNV-CM: escisión parcial o total del cornete medio.

3. SNV-ambos: escisión, al menos parcial, de los cornetes inferiores y medios.

El SNV-CI es el subtipo más común, por lo que los otorrinolaringólogos están, hasta cierto punto, de acuerdo en que existe. La característica principal de este subtipo es la obstrucción paradójica; el médico puede diagnosticar hipocondría al paciente, porque tiene la nariz despejada y, aun así, se queja de sufrir dificultad para respirar por la nariz. En estos casos, se forman costras, la mucosidad es espesa, el sentido del olfato se ve afectado (debido al flujo de aire que se respira por el suelo nasal) y en algunas ocasiones se siente un leve dolor. Las personas con SNV-CI afirman que respiran mejor cuando sufren una infección en las vías respiratorias altas como, por ejemplo, cuando están resfriados.

Resulta curioso que algunas personas a las que se les han extirpado por completo los cornetes inferiores no dan parte de los síntomas del SNV, mientras que otros a los que se les ha extirpado solo una parte sí. Se desconoce el motivo por el que hay informaciones contradictorias entre distintos pacientes con este síndrome. Cabe la posibilidad de que esta diferencia guarde relación con que el aire fluya de distinta forma en la nariz. Asimismo, es posible que esta discrepancia tenga que ver con percepciones desiguales de la respiración pese a las dificultades respiratorias, ya que algunos niegan esta anomalía respiratoria.

Nota del editor: Las figuras 8-11 de TAC no son representaciones anatómicas exactas, sino que tienen un fin exclusivamente ilustrativo.

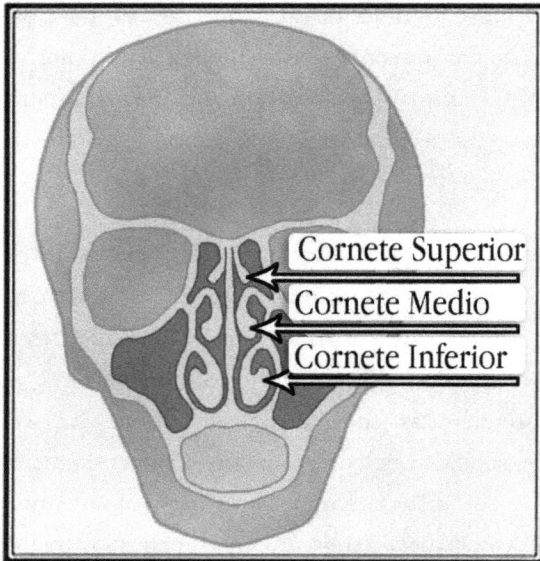

Figura 8. TAC normal

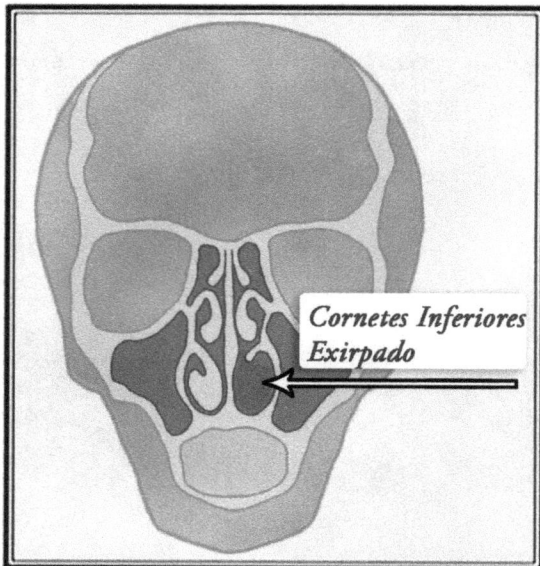

Figura 9. TAC en el que los
Cornetes inferiores han sido extirpados
(SNV-CI)

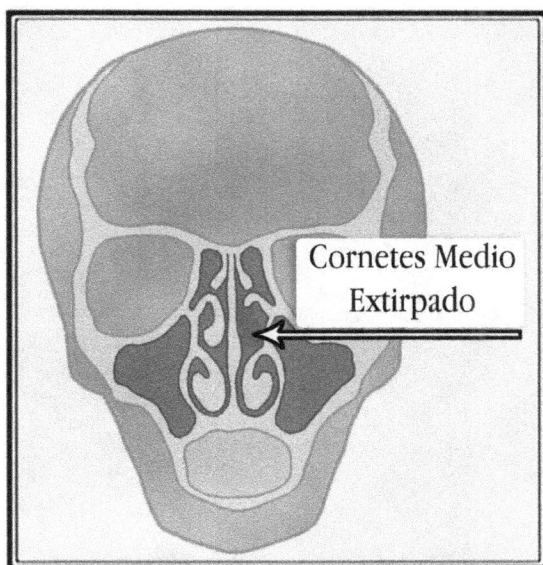

*Figura 10. TAC enel que los cornetes medios han
sido extirpados
(SNV-CM)*

Hay más descuerdo sobre el SNV-CM entre los otorrin-olaringólogos, ya que, en la actualidad, las reducciones de los cornetes medios se siguen considerando un procedimiento médico estándar. Las personas que padecen SNV-CM pueden sentir dolor y presión en los senos paranasales debido a que es el lugar donde se encuentran los cornetes medios, que es entre los ojos y la parte alta de los senos paranasales. Según el Dr. Houser, estos pacientes pueden describir obstrucción nasal, formación leve de costras en la nariz y un disminuido sentido del olfato, aunque estos últimos problemas son menos graves que en el caso de SNV-CI.

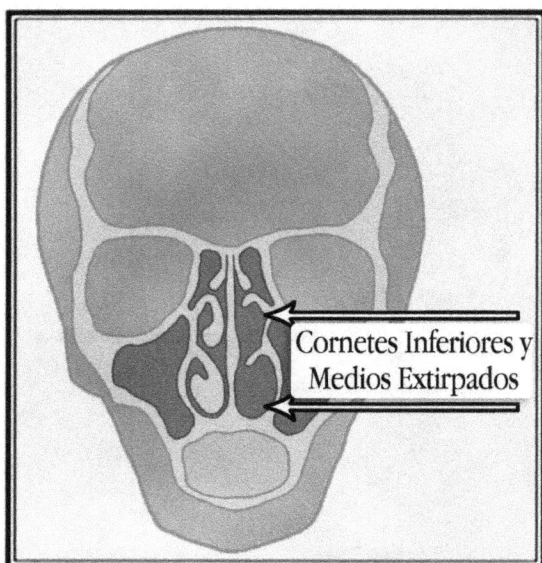

Cornetes Inferiores y
Medios Extirpados

Figura 11. TAC en el que los cornetes inferiores
y medios han sido extirpados
(CNV-ambos)

SNV-ambos (el subtipo que representa mi condición) consiste en la extirpación de los cornetes inferiores y medios. Incluye todos los síntomas de los dos subtipos anteriores. El Dr. Houser ha descrito este subtipo como el que más asociado está al concepto de «lisiado nasal», es decir, alguien literalmente impedido a causa de una cirugía.[16] Quienes padecen este tipo tienden a sufrir síntomas asociados con el SNV-CI y SNV-CM.

La mayoría de los diagnósticos relacionados con el SNV guardan relación con los cornetes inferiores y medios, pero no con los superiores. El Dr. Houser opina que normalmente los cornetes superiores permanecen intactos en los casos de pacientes con el SNV. Debido a que estos cornetes son pequeños y no se encuentran en el paso que recorre el aire, su extirpación no marca una gran diferencia en los síntomas. No obstante, los cornetes superiores poseen tejido olfativo, con lo que su extirpación puede conllevar una reducción del sentido del olfato.

¿Síndrome de la nariz vacía o rinitis atrófica?

Es importante señalar las diferencias entre síndrome de la nariz vacía (SNV) y rinitis atrófica, ya que ambos términos suelen usarse indistintamente, aunque en realidad representan diferentes afecciones. El SNV es distinto de la rinitis atrófica y si la primera se gestiona correctamente puede evitar que se produzca la segunda.

El término *rinitis atrófica* fue acuñado por el Dr. Bernhard Fraenkel en 1876 para describir el hedor (el mal olor procedente de la nariz), la formación de costras y la atrofia de las estructuras nasales internas; hay informes de su existencia desde la antigüedad.[17, 19] La rinitis atrófica es una enfermedad inflamatoria y degenerativa que conlleva la disfunción total de la mucosa nasal. Suele venir acompañada de un amplio vacío nasal, la formación de costras en la nariz, hemorragias y hedor (del que no se percatan quienes la padecen debido a su pérdida o disminución de olfato, aunque el resto sí lo nota).

Hay dos términos que se usan indistintamente en relación con la rinitis atrófica. Son rinitis *sicca* y ocena.

En el caso de la rinitis *sicca*, la nariz sufre sequedad y no tiene ninguna o poca capacidad de producir mucosidad. Suele conllevar una hipertrofia de la mucosa nasal. A veces, el SNV puede parecerse o incluso ser igual que la rinitis *sicca*.

Por su lado, ocena, que significa hedor en griego, es un fase avanzada de la rinitis atrófica que incluye una atrofia progresiva (a diferencia de la hipertrofia que se puede observar en la rinitis *sicca* y las primeras fases de rinitis atrófica) de la membrana submucosa y del hueso del cornete. Le suele seguir una hipertrofia a largo plazo de la mucosa nasal. Algunos síntomas comunes de la ocena son la formación de costras, secreción y hedor. Pero estos síntomas probablemente son más comunes entre pacientes que se encuentran en una fase temprana de la rinitis atrófica. Hay informes de pacientes con ocena en los que se han hallado bacterias *Klebsiella ozaenae* y *Bacillus foetidus*.

Durante muchos años, a personas que sufren el SNV, entre ellas yo mismo, les han sido diagnosticadas erróneamente rinitis atrófica secundaria, en donde *secundaria* significa que la rinitis atrófica era iatrogénica, es decir, directamente causada por un tratamiento médico. Al contrario, la rinitis atrófica primaria puede estar causada por una etiología desconocida como, por ejemplo, infecciones, deficiencias nutricionales, sinusitis crónica o, incluso, genética, pero no por la cirugía. Dado el aumento del uso de antibióticos y la mejora de la higiene oral en el siglo pasado, el número de casos de rinitis atrófica primaria parece que ha disminuido considerablemente, sobre todo, en Occidente; aunque sigue siendo común en países en vías de desarrollo como la India.[17-19]

El envejecimiento de la nariz en las personas mayores puede provocar leves síntomas de SNV (o rinitis atrófica) debido a que los cornetes restantes se resecan por la edad, con lo que se produce un aumento del espacio en las cavidades nasales. Por este motivo, cuando le pregunté a un otorrinolaringólogo de la zona que si tenía «rinitis atrófica», me respondió que era demasiado joven para tenerla.

Si se sufre el SNV durante muchos años, es posible que la

mucosa nasal restante se vaya resecando cada vez más, lo que puede hacer que se vuelve atrófica y metaplásica* (transformación de un tipo de célula a otro, en este caso de epitelio ciliado a epitelio escamoso y no ciliado). Llegado ese punto, el problema ya se puede diagnosticar correctamente como rinitis atrófica. No obstante, cabe la posibilidad de que una persona que padezca este síndrome muestre algunas zonas de metaplasia en la mucosa nasal pero no en toda, que es el caso indicativo de rinitis atrófica.

Aunque el SNV puede evolucionar hasta rinitis atrófica, sería incorrecto afirmar que este síndrome empieza como una rinitis atrófica o que siempre conlleva atrofia, ya que las personas con SNV padecen síntomas de pérdida de sensación de flujo de aire justo después de una cirugía de los cornetes, independientemente de si sufren atrofia de la mucosa nasal. Esta tarda años en desarrollarse.

Asimismo, el Dr. Cottle afirma que en algunos casos de atrofia de la mucosa nasal, no llega a tener lugar formación de costras, hedor o anosmia.† Aun así, observó que pacientes sin una rinitis atrófica completamente desarrollada podrían mostrar los siguientes síntomas (por lo que los doctores deberían tenerlos en cuenta):[20]

◆ Zonas delgadas, secas y pálidas de la mucosa nasal, en donde la transformación metaplásica ha tenido lugar.

---

* Se suele observar formación de costras en la mucosa nasal que se ha vuelto metaplásica. La principal forma de determinar si ha ocurrido una metaplasia de la mucosa es con una biopsia. Se extrae una pequeña cantidad de mucosa y se envía a un laboratorio para que analicen los cilios.

† Anosmia significa la pérdida del sentido olfativo, mientras que hiposmia, un término relacionado, es la disminución de la capacidad olfativa.

♦ Secreciones de mucosidad viscosa.

♦ Pequeñas hemorragias.

♦ Aumento del espacio en la cavidad nasal.

Durante su carrera, el Dr. Houser ha evaluado a una gran cantidad de pacientes con SNV y hasta este momento en diciembre de 2006, solo ha diagnosticado dos casos de rinitis atrófica.

En una ocasión, un médico le escribió a un médico otorrinolaringólogo para decirle que yo sufría una «rinitis atrófica grave, que había evolucionado a SNV». Si se tiene en cuenta lo anteriormente expuesto, esta afirmación es incorrecta. Sería más correcto afirmar que tenía «SNV y que cabía la posibilidad de que se convirtiera en una rinitis atrófica si no se trataba».

Referencias del capítulo 4

[1] HOUSER, S.M. «Empty nose syndrome associated with middle turbinate resection». *Otolaryngology - Head and Neck Surgery.* 2006c, 135, pp. 972-973.

[2] COTTLE, M.H. «Nasal breathing pressures and cardio-pulmonary illness». *Eye, Ear, Nose and Throat Monthly.* 1972, 51, pp. 331-340.

[3] GIRARDIN, M., E. BILGEN y P. ARBOUR. «Experimental study of velocity in a human nasal fossa by laser anemometry». *Annals of Otology, Rhinology, and Laryngology.* 1983, 92, pp. 231-236.

[4] GRUTZENMACHER, S., C. LANG y G. MLYNSKI. «The combination of acoustic rhinometry, rhinoresistometry and flow simulation in noses before and after turbinate surgery: A model study». *Journal for Otorhinolaryngology and its Related Specialties.* 2003, 65, pp. 341-

347.

[5] PROETZ, A.W. «Air currents in the upper-respiratory track and their clinical importance». *Annals of Otology, Rhinology, & Laryngology*. 1951, 60, pp. 439-467.

[6] FONTANARI, P., H. BURNET, M.C. ZATTARA-HARTMANN y. JAMMES. «Changes in airways resistance induced by nasal inhalation of cold dry, dry, or moist air in normal individuals». *Journal of Applied Physiology*. 1996, 81, pp. 1739-1743.

[7] WIDDICOMBE, J.G. «Neuroregulation of the nose and bronchi». *Clinical Experimental Allergy*. 1996, 26, pp. 32-35.

[8] KRATSCHAMER, F. «On reflexes from the nasal mucous membrane on respiration and circulation». *Respiratory Physiology*. 2001, 127, pp. 93-104.

[9] HENS G. y P.W. HELLINGS. «The nose: the gatekeeper and trigger of bronchial disease». *Rhinology*. 2006, 44, pp. 179-187.

[10] BETLEJEWSKI, S., A. BETLEJEWSKI, D. BURDUK y A. OWCZAREK. «Nasal-cardiac reflex». *Otolaryngologia Polska*. 2003, 57, pp. 613-618.

[11] BAXANDALL, M.L. «The nasocardiac reflex». *Anaesthesia*. 1988, 43, pp. 480-481.

[12] BUTLER, J. «The work of breathing through the nose». *Clinical Science*. 1960, 19, pp. 55-62.

[13] EDISON, B.D. y J.D. KERTH. «Tonsilloadenoid hypertrophy resulting in cor pulmonale». *Archives of Otolaryngology*. 1973, 98, pp. 205-207.

[14] WOLF, M., S. NAFTALI, R.C. SCHROTER y D. ELAD. «Air-conditioning characteristics of the human nose». *The Journal of Laryngology and Otology*. 2004, 118, pp. 87-92.

[15] Adenoid Problem. Sitio web de Old and Sold Antiques Digest: www.oldandsold.com/articles35/common-cold-14.shtml [Consulta: 24/11/2016].

[16] HOUSER, S.M. «Empty nose syndrome associated with middle turbinate resection». *Otolaryngology - Head and Neck Surgery*. 2006c, 135, pp. 972-973.

[17] MOORE, E.J. y E.B. KERN . «Atrophic Rhinitis: A review of 242 cases». *American Journal of Rhinology*. 2001, 15, pp. 355-361.

[18] GARCIA, G.J.M., D.A. MARTINS, N. BAILIE y J. S, KIMBELL. «Investigations of atrophic rhinitis in humans using computational fluid dynamics models of the nasal passages». *CIIT Centers for Health Research*. 2004.

[19] COWAN, A., M.W. RYAN y F.B. QUINN, Jr. «Atrophic Rhinitis».

Artículo presentado en la reunión de Grand Rounds Presentation, UTMB, Department of Otolaryngology, Galveston (EE. UU.): marzo de 2005.

[20] COTTLE, M.H. «Nasal atrophy, atrophic rhinitis, ozena: medical and surgical treatment». *Journal of the International College of Surgeons.* 1958, 29, pp.472-48.

Capítulo quinto

Explicación sobre las cirugías de cornetes

Hace más de un siglo que se practican procedimientos para la reducción y la extirpación de cornetes, aunque no están exentos de polémica. Se suelen realizar junto con otras cirugías nasales o paranasales (como una septoplastia o una etmoidectomía) y suelen consistir en la extirpación de un hueso o la mucosa de cornetes hipertróficos.

En la actualidad, se llevan a cabo una gran cantidad de estos procedimientos, todos con sus respectivas ventajas y desventajas. En algunos casos, hay más complicaciones que en otros, como hemorragias, formación de costras, dificultades respiratorias, formación de tejido cicatrizal, sequedad y pérdida de sensibilidad nasal. Gracias a los desarrollos tecnológicos de las últimas décadas, existe instrumental quirúrgico mejorado que permite cortar trozos más pequeños del tejido de los cornetes con mayor facilidad y seguridad, con lo que los efectos secundarios se ven reducidos. No obstante, sigue habiendo posibilidades de que haya una complicación. Si un procedimiento para reducir un cornete extrae demasiado tejido sano o altera excesivamente su forma, puede provocar el SNV. En general, cuanto más conservadora es la técnica de reducción de cornetes, menores son las probabilidades de sufrir graves consecuencias como el SNV.

Cirugías para la reducción de cornetes

♦ Resección submucosa

♦ Resección submucosa con fractura externa

♦ Electrocauterización

♦ Radiofrecuencia

♦ Turbinectomía inferior total, subtotal y parcial

♦ Otras técnicas:

- Inyección de corticosteroides

- Criocirugía

- Cirugía con láser

Resección submucosa

Posiblemente la resección submucosa sea la cirugía de cornetes más segura ya que conlleva menos riesgos de hemorragia y preserva el funcionamiento del aclaramiento mucociliar.[1] Este procedimiento se utiliza bien 1) para quitar parte del hueso del cornete inferior sin alterar de forma perjudicial las capas superpuestas de mucosa, o bien 2) para eliminar tejido del espacio vascular, que puede agrandarse en pacientes con rinitis provocadas por medicamentos o con apnea del sueño. Con una pequeña hoja de bisturí llamada microdesbridador, se extrae la cantidad justa de tejido. Una turbinoplastia inferior, una técnica quirúrgica presentada por el Dr. Richard Mabry, es similar a la resección submucosa, ya que extrae hueso del cornete, pero además, se corta la punta posterior y un poco de la mucosa del corete inferior.[2] Estas técnicas se consideran conservadoras puesto que dejan intacta gran cantidad de la mucosa nasal, aunque según un estudio, los resultados podrían ser solo a corto plazo, ya que la tasa de reincidencia es del 25%.[2] Estos procedimientos además requieren una mayor habilidad manual que los procedimientos de resección simples.

Resección submucosa con fractura externa

La resección submucosa con fractura externa es una cirugía relativamente segura, que se suele realizar junto con otros procedimientos quirúrgicos de los cornetes como, por ejemplo, la resección submucosa y el electrocauterio. Esta fractura consiste en romper el hueso del cornete para luego aplicar presión al hueso y moverlo al lado o la pared lateral de la nariz. Se reduce así el tamaño y el volumen del cornete. La ventaja es que se disminuye el riesgo de complicaciones posquirúrgicas como hemorragias o formación de costras. No obstante, es posible que haya que repetirla. Pontell, Slavit y Kern afirman que la fractura es un procedimiento relativamente seguro, mientras que Passali, Lauriello, Anselmi y Bellussi recomiendan la resección submucosa con fractura, ya que opinan que es una de las cirugías de cornetes más efectivas con la mayor capacidad de conservar el funcionamiento nasal.[3-4]

Electrocauterización

Uno de los primeros tipos de cirugía de cornetes fue la electrocauterización, introducida por Heider de Vienna y Crusel de San Petersburgo en 1845.[5] Una corriente galvánica de calor recorre el cornete, con lo que solidifica el tejido de líquido. De esta forma, se produce una necrosis (muerte celular) y en último lugar encoge el cornete. Debido al uso de corrientes eléctricas con la consiguiente necrosis, la electrocauterización ha sido objeto de críticas, en especial durante finales del siglo XIX y principios del XX.

Sin embargo, en el último siglo, han aparecido nuevos y mejores métodos de electrocauterización, que, de hecho, han mejorado notablemente en las últimas décadas. Hay un tipo relativamente nuevo de electrocauterización que consiste en la diatermia de la submucosa. Este tipo de electrocauterización se realiza a temperaturas más bajas por debajo de la capa de mucosa que cubre las zonas de tejido donde se aplica directamente, de forma que se consigue un impacto limitado en el tejido circundante. Aunque es un procedimiento en cierto modo simple a la hora de realizarlo, conlleva la formación de costras y la nueva aparición de lesiones.[6] Además, la mejora de la obstrucción nasal puede durar poco tiempo, de meses a años, y cabe la posibilidad de que haya que repetirla.[7]

Radiofrecuencia

La radiofrecuencia es un procedimiento para la reducción de cornetes introducida en la década de los noventa, que utiliza el calor para provocar la destrucción de tejido submucoso. El resultado es una mayor cantidad de flujo de aire por la nariz y la mejora del funcionamiento del aclaramiento mucociliar con el mínimo de complicaciones. Solo se han dado casos de ligera inflamación y rinorrea (moqueo de la nariz) en el caso de técnicas de radiofrecuencia.[8] En concreto, en las técnicas de radiofrecuencia mediante coblación, se reduce el tejido dentro de los cornetes, los pacientes quedan muy satisfechos y las complicaciones son mínimas.[9-10] Sin embargo, no se considera la opción adecuada para personas con huesos de cornetes grandes. Esta técnica es mejor que la electrocauterización porque las temperaturas, la potencia y el voltaje son menores, pero consigue los mismos resultados que la electrocauterización con menos daños en el tejido circundante.[11]

Turbinectomía inferior total, subtotal y parcial

Una turbinectomía, tanto si es una resección total, subtotal o parcial (en esta última, se extirpa dos tercios de los cornetes) son métodos que se siguen practicando hoy en día, aunque en menor medida que en las últimas décadas. Sin embargo, no están exentos de polémica, ya que sus efectos son irreversibles. Siempre se puede recortar más tejido de los cornetes si es necesario, pero cuando se ha extirpado demasiado, no hay marcha atrás.

Aunque en 1895 Jones y, cinco años después, Holmes defendieron la turbinectomía total, se criticó poco después este método por sus efectos irreversibles. Por ejemplo, Speilberg les advirtió en este sentido a los médicos que realizaban cirugías agresivas en general y que solo quedaban satisfechos cuando se extraía la estructura intranasal por completo.[12] Speilberg recomendaba llevar a cabo una resección de los cornetes como una alternativa más conservadora en su lugar. Debido a las consecuencias adversas de los casos de turbinectomías totales y parciales, similares a los síntomas de SNV, desde principios de siglo hasta los años setenta, estos procedimientos fueron ganando un mayor descrédito, puesto que se prefieren procedimientos para la reducción de cornetes mucho más conservadores como, por ejemplo, la resección submucosa.

Sorprendentemente algunos artículos de investigación de los setenta y ochenta volvieron a recomendar la turbinectomía inferior total y afirmaban que tenían escasos efectos secundarios, lo que llevó a una mayor práctica entre otorrinolaringólogos y cirujanos plásticos.[13-17] Estos estudios sostenían que la turbinectomía total no tenía efectos o tenía pocos en la sequedad y la formación de costras. Sin embargo, según Hol y Huizing, muchos de estos estudios de investigación se valían de investigaciones antiguas que recogían opiniones no contrastadas y que no incluían criterios adecuados de valoración. Por ejemplo, un estudio que relataba una mejora de una turbinectomía inferior total indicaba que el paciente olía mejor y que le entraba más aire por las vías que antes de la turbinectomía, pero no tenía en cuenta los síntomas subjetivos del paciente; las valoraciones objetivas, como la permeabilidad (amplitud) nasal, no tienen por qué corresponderse con los síntomas del paciente.[9] Un paciente con SNV puede tener vías nasales que sean grandes y amplias, pero puede sentir que no respira bien. Además, la mayoría de estos estudios que examinaban las secuelas de turbinectomías no hacían ningún seguimiento del paciente durante años después de la cirugía. En el caso de algunas personas con SNV, se pueden detectar problemas respiratorios poco después de la cirugía, pero una sequedad grave o la atrofia de la mucosa no aparecen hasta ocho o más años después.

Durante las décadas de los ochenta y noventa, surgió una inquietante explicación que argumentaba lo contrario, es decir, que los síntomas de formación de costras, sequedad y dolor eran frecuentes en pacientes que se habían sometido a estos procedimientos.[18-21] En concreto, estos son los datos recogidos de casos de turbinectomía inferior total: un índice de hemorragia posoperatoria del 10%; sinequia (formación de tejido cicatrizal) entre un 6 y un 12% de las ocasiones; formación de costras, a veces durante meses, hasta un 15% un año después de la cirugía.[2] Debido a que las turbinectomías parciales conllevan una extirpación de tejido menor que las inferiores totales, es probable que tengan complicaciones similares pero menos graves.

El importantísimo estudio «Atrophic Rhinitis: A Review of 242 Cases» de los médicos Dr. Moore y Kern, aseguran que hay una relación directa entre el SNV y las turbinectomías totales y parciales: de 157 pacientes con SNV, 110 se habían sometido a una turbinectomía parcial inferior o media, y a 47 se les había extirpado por completo los cornetes medios e inferiores.

Moore, Freeman, Ogren y Yonkers en 1985 y Passali *et al.* en 1999 realizaron dos extraordinarios estudios de investigación que comparaban cómo evolucionaban los pacientes con los años mediante índices de seguimientos de los síntomas.[4,18] Tanto uno como otro mencionaban problemas posoperatorios relacionados con turbinectomías inferiores totales.

Moore *et al.* llevaron a cabo un seguimiento de 3-5 años en 18 pacientes que se habían sometido a una turbinectomía interior total y descubrieron que 12 pacientes (el 66%) que se habían sometido a este procedimiento seguían sufriendo la formación crónica de costras y un hedor que los demás percibían, todo lo cual coincide con la rinitis atrófica secundaria. Solo dos pacientes afirmaron no sentir ningún síntoma. En resumidas cuentas, la mayoría de los pacientes de este estudio, los cuales se habían sometido a una turbinectomía inferior total, continuaron experimentando graves problemas, muchos de los cuales se asemejaban al SNV. Moore *et al.* sostenían que su estudio demostraba que la turbinectomía inferior total conllevaba «una considerable morbilidad y debería ser, por tanto, condenada».[22]

Según un estudio de investigación realizado por Passale *et al.*

en el que se examinaron seis procedimientos distintos para la reducción de cornetes para luego hacer un seguimiento de los pacientes durante cuatro años tras la cirugía, el caso de turbinectomía inferior total fue el que tuvo más efectos adversos sobre la fisiología nasal de todas las cirugías de cornetes. En el caso de pacientes que se sometían a una turbinectomía inferior total, el tiempo para el transporte mucociliar era el más deficiente, tenían más sequedad y costras, y el flujo de aire que entraba en las fosas nasales era turbulento. Queda, pues, de manifiesto que cuanto más agresiva es la cirugía, más complicaciones se dan. El consejo del Dr. Kern a sus compañeros es: «No os convirtáis en destructores de cornetes».[23]

A pesar de las evidentes preocupaciones que despiertan las complicaciones de estas cirugías agresivas en los cornetes, un reciente estudio de investigación de 227 niños menores de diez años afirmaba que sería beneficioso para algunos niños que tienen los cornetes más grandes que se sometieran a una turbinectomía inferior total para mejorar su sueño y disminuir las secreciones nasales.[24] Queda en evidencia que se necesita sensibilizar acerca del SNV.

En definitiva, un panel de expertos de American Rhinologic Society llegó al siguiente consenso sobre las turbinectomías inferiores totales:

Una extirpación excesiva de tejido de los cornetes puede resultar en el síndrome de la nariz vacía. Una resección excesiva puede provocar formación de costras, hemorragias, problemas respiratorios [a menudo, sensación paradójica de obstrucción], infecciones recurrentes, hedor nasal, dolor y, con frecuencia, depresión clínica. En un estudio, los síntomas aparecían, de media, más de ocho años después de la turbinectomía.[25]

Inyección de corticosteroides

Se considera que las inyecciones de esteroides son efectivas a la hora de reducir el tamaño de un cornete hipertrófico.[26] Un médico puede administrarlas fácilmente y son económicas, pero los efectos de los esteroides suelen desaparecer tras seis semanas. Además, una de las posibles complicaciones es la ceguera, aunque ocurre rara vez.[27]

Criocirugía

La criocirugía consiste en congelar el tejido del cornete. Se considera que es efectiva a la hora de controlar un aumento grave de moqueo nasal.[28] Sin embargo, resulta difícil conseguir la reducción del volumen del cornete y además puede dañar la mucosa sana de la nariz. Por ello, los resultados no son los esperados en comparación con otros métodos como la resección submucosa. En consecuencia no se suele usar mucho hoy en día.

Cirugía con láser

La cirugía con láser se usó por primera vez para tratar cornetes hipertróficos a finales de los años setenta.[29] Consiste en aplicar un rayo de láser que el tejido absorbe, con lo que se evapora. No obstante, este procedimiento está asociado con complicaciones como la destrucción de cilios nasales, costras y la formación de tejido cicatrizal.[30-31] En este caso, cabe la posibilidad de que la aplicación de un rayo a través del tejido del cornete dañe la mucosa nasal sana. Además, no es tarea fácil conseguir alcanzar una cantidad precisa de extirpación de tejido debido a su depen-dencia de la longitud de onda de la luz y la cantidad de energía que se utilice. Por desgracia, este método, que está muy publicitado en la prensa, puede producir SNV al eliminar demas-iada mucosa.

Resección del cornete medio

La mayor parte de las explicaciones de este apartado cubre la reducción de los cornetes inferiores y no de los medios. Se han llevado a cabo más investigaciones sobre el primer tipo, y en parte es probable que sea debido a que el tamaño de los cornetes inferiores es mayor y a que su ubicación en las fosas nasales es más importante, ya que procesan la mayor parte del aire inspirado. Por eso, causan más problemas respiratorios que cuando los cornetes medios están agrandados, aunque estos pueden provocarlos igualmente. Por desgracia, la resección total de los cornetes medios se considera un procedimiento quirúrgico estándar hoy en día. En parte, porque tienen un menor tamaño, y su función en las fosas nasales es menos relevante. Por ello, las complicaciones que surgen cuando se reducen parecen menores que en el caso de reducciones de los cornetes inferiores.[26, 32]

Solo se deben llevar a cabo procedimientos para la resección de cornetes medios como último recurso cuando haya motivos de peso como, por ejemplo, un pólipo grande, un cornete medio curvado o una sinusitis micótica alérgica. Además de cirugía de los senos paranasales, es posible que haya que extirpar parte del cornete medio para poder acceder a los senos etmoides. Sin embargo, la extracción completa del cornete medio puede provocar una excesiva cicatrización y la obstrucción del conducto naso-frontal . Asimismo, puede provocar diferencias en la respiración de las fosas nasales, así como problemas en los senos e hiper-sensibilidad, ya que un cornete medio normal cubre los senos para protegerlos. Por último, este procedimiento puede disminuir el sentido del olfato.

Experiencia de pacientes con SNV con múltiples cirugías

Muchos casos de SNV son el resultado de repetidas cirugías, tal y como lo describen el Dr. Mark May y el Dr. Barry en un importante artículo de investigación titulado «Erasorama Surgery».[33] Por ejemplo, el número de cirugías a las que se habían sometido personas a las que se le había practicado una turbinectomía (que luego daría lugar al SNV) en el estudio del Dr. Moore y el Dr. Kern era un 2,3 de media.[34]

Desde que el endoscopio* se puso a disposición de la comunidad médica estadounidense en 1985 para permitirles a los médicos examinar y operar las fosas nasales con mayor facilidad que hasta ese momento, algunos de ellos tomaron una actitud más desenfrenada desde un punto de vista quirúrgico.[25] Esta descarada forma de pensar sumada a que no existe una guía clara para asociar una enfermedad con una operación específica, ni tampoco existe un estándar aceptado universalmente para evaluar los resultados de una cirugía, ha traído demoledoras consecuencias.

En consecuencia, a continuación detallo una serie hipotética

---

*Hasta la década de los ochenta, se solía practicar a menudo la técnica de Caldwell-Luc, para luego ser sustituida por el endoscopio, una herramienta tecnológica mejorada que consiste en una cámara conectada a un monitor de vídeo. Aunque los cirujanos apenas la practican, se utiliza en algunos casos necesarios. Por desgracia, en ocasiones hay cirujanos que realizan esta técnica al no sentirse cómodos practicando una cirugía endoscópica funcional de los senos paranasales. Este procedimiento, también denominado cirugía sinusal tradicional, consiste en una incisión en la parte superior de la encía para bien cortar tejido sinusal inflamado o para crear un agujero para que la mucosidad pueda drenarse.

(aunque no necesariamente frecuente) de cirugías que se pueden llevar a cabo con demasiada despreocupación. Primero, un paciente con rinitis presenta una historia clínica de tratamientos que no han obtenido los resultados deseados y que lo único que puede describir es que se siente, en pocas palabras, como «congestionado» o «taponado».[33] Un médico puede, entonces, examinar el TAC y darse cuenta de que hay ciertas anomalías anatómicas como, por ejemplo, un tabique nasal desviado y un contacto mucoso entre el cornete medio y el tabique (una variación anatómica normal). Así pues, el paciente está dispuesto a someterse a una operación que le ayude a mejorar los síntomas, sobre todo, si la cirugía conlleva pocos riesgos.

Entonces, el médico realiza una septoplastia y reduce el tamaño de los cornetes inferiores y medios. Pero esta operación no mejora los síntomas del paciente, por lo que este prueba distintas soluciones, como irrigaciones nasales, aerosoles nasales y antibióticos. Después de un año, el médico examina su TAC y se percata de que hay más tejido inflamado. Por lo que el paciente vuelve a la consulta de este y se le practica una nueva cirugía, que incluye antrostomías del meato medio,[*] una etmoidectomía y una nueva reducción de los cornetes medios e inferiores. Según su estado va empeorando, el médico busca una explicación a estos síntomas de obstrucción, sentido disminuido del olfato y dolores de cabeza; con lo que culpa al problema nasal de origen que tenía el paciente (aunque los nuevos síntomas que descubre son en gran parte una secuela de la cirugía de cornetes). En consecuencia, el médico duda de si se ha extirpado suficiente cantidad de cornetes durante las primeras dos operaciones.

---

[*] Una anstrostomía del meato medio consiste en crear orificios de drenaje desde el meato medio hacia el seno maxiliar.

En este ejemplo, el médico considera que la obstrucción nasal se debe a una nariz demasiado congestionada, cuando la realidad es la contraria, es decir, la causa de la obstrucción es que la nariz está demasiado despejada. El resultado obtenido al final por todas estas cirugías practicadas en los cornetes es una nariz cada vez más despejada que pierde su funcionalidad.

Esta explicación de múltiples cirugías es el motivo por el que, antes de cualquier cirugía nasal, se debe llevar a cabo un análisis profundo de lo que se va a realizar y cómo afectará a la mucosa de los cornetes. Es más, los avances derivados de unos procedimientos quirúrgicos mejorados de poco le pueden servir a un paciente cuyos problemas respiratorios son la consecuencia de una extirpación excesiva de cornetes. En este caso es muchísimo mejor intentar evitar la cirugía para empezar.

Mi clasificación de las cirugías de cornetes

Leyenda:

1 = máxima efectividad a la hora de aumentar el volumen de las vías respiratorias nasales a la vez que preserva la mucosa nasal
8 = mínima efectividad

Cirugía de cornetes	Clasificación	Comentarios
Resección submucosa	2	Segura en general, opción conservadora
Resección submucosa con fractura	1	Segura y más efectiva que la resección submucosa sola
Electrocauterización	4	Similar a la radiofrecuencia, pero puede que no sea tan efectiva. Provoca quemaduras cuya profundidad es difícil de determinar
Radiofrecuencia	3	Resultados positivos en general, aunque puede que no sea tan efectiva como se pueda pensa
Turbinectomía inferior total	8	Evitar en la medida de lo posible
Turbinectomía parcial	7	Conlleva un riesgo relativamente alto de complicaciones y es irreversible
Inyección de corticosteroides	5	Duración limitada de efectividad
Cirugía con láser	6	Desaconsejable, ya que puede dañar las capas externas de mucosa

Reflexiones futuras sobre la cirugía de cornetes

Independientemente de la técnica que se use, cualquier cirugía, incluso la mejor, que conlleve la extirpación de excesiva mucosa nasal, puede resultar dañina. Una buena pregunta que uno se puede hacer es: «¿cuánta mucosa nasal, el órgano de la nariz, se puede extraer sin llegar a provocar la aparición de los síntomas del SNV?». La respuesta la desconocemos. Al parecer, si se extirpa cierta cantidad de cornetes la nariz sigue funcionando normalmente. Sin embargo, si se extirpa demasiado tejido, los resultados son devastadores. Por ello, aparentemente cuanto más agresiva es la turbinectomía, mayores son las probabilidades de que resulte en SNV.

Si está considerando la posibilidad de someterse a una cirugía de cornetes después de que se hayan intentado otras intervenciones menos invasivas (como, por ejemplo, irrigaciones salinas, tratamientos para la alergia o antibióticos), sería una buena idea preguntarle a su médico tres preguntas para que tome una decisión informada:

- ♦ ¿Qué procedimiento quirúrgico que se va a practicar?
- ♦ ¿Qué cornetes se van a reducir de tamaño?
- ♦ ¿Qué porcentaje de los cornetes se va a reducir? Un porcentaje alto indica una cirugía más agresiva y, por tanto, un mayor riesgo de sufrir SNV.

Si alberga cualquier duda sobre una posible cirugía que le vayan a practicar, busque una segunda opinión. Será la mejor decisión que pueda tomar y le evitará preocupaciones.

En resumidas cuentas, estas son las reflexiones que puedo ofrecer sobre los procedimientos para la reducción de cornetes. Si alguien debe someterse a cirugía, espero que los médicos opten por una operación más conservadora y que el paciente busque igualmente la opción más conservadora, para que no acabe sufriendo complicaciones tan graves como el SNV. Siempre existe la posibilidad de extirpar más tejido más adelante, pero lo que no se puede hacer es recuperar el tejido perdido cuando se ha quitado demasiado. Aunque es desafortunado que el origen del SNV sea la cirugía, sirve de consuelo el hecho de que se pueda evitar en gran parte en el futuro si se realizan operaciones con mayor cautela. Por suerte, parece que hay un consenso generalizado entre médicos en cuanto a que se debe ser prudente a la hora de realizar un procedimiento así.[35]

Referencias del capítulo 5

[1] PASSALI, D., F.M. PASSALI, V. DAMIANI, G.C. PASSALI y L. BELLUSI. «Treatment of inferior turbinate hypertrophy: A randomized clinical trial». *Annals of Otology, Rhinology & Laryngology*. 2005, 112, pp. 683-688.

[2] MABRY, R.L. «Inferior turbinoplasty: Patient selection, technique, and long-term consequences». *Otolaryngology - Head and Neck Surgery*. 1988, 98, pp. 60.

[3] PONTELL, J., D.H. SLAVIT y E.B. KERN. «The role of outfracture in correcting post-rhinoplasty nasal obstruction». *Ear, Nose and Throat Journal*. 1998, 77, pp. 106-108.

[4] PASSALI, D., M. LAURIELLO, M. ANSELMI y L. BELLUSSI. «Treatment of hypertrophy of inferior turbinate: long-term results in 382 patients randomly assigned to therapy». *Annals of Otology, Rhinology & Laryngology*. 1999, 108, pp. 569-575.

[5] HOL, M.K. y E.H. HUIZING. «Treatment of turbinate pathology: a review and critical evaluation of the different techniques». *Rhinology*. 2000, 38, pp. 157-166.

[6] MEREDITH, G.M., Jr. «Surgical reduction of hypertrophied inferior turbinates: A comparison of electrofulguration and partial resection». *Plastic and Reconstructive Surgery*. 1988, 81, p. 891.

[7] GOODE, R.L. y E. PRIBITKIN. *Diagnosis and Treatment of Turbinate Dysfunction*. 2.a ed. Alexandria: American Academy of Otolaryngology - Head and Neck Surgery, Inc., 1995, pp. 1-73.

[8] COSTE, A., L. YONA, M. BLUMEN, B. LOUIS, F. ZERAH, M. RUGINA, R. PEYNEGRE, R. HARF y E. ESCUDIER. «Radiofrequency is a safe and effective treatment of turbinate hypertorphy». *Laryngoscope*. 2001, 111, pp. 894-899.

9 BÄCK, LJJ, ML HYTÖNEN, HO MALMBERG y JS YLIKOSKI. «Submucosal bipolar radiofrecuency thermal ablation of inferior turbinates: A long-term follow-up with subjective and objective assessment». *The Laryngoscope*. 2002, 112, pp. 1806-1812.

10 BHATTACHARYYA, N. y L.J. KEPNES. «Clinical effectiveness of coblation inferior turbinate reduction». *Otolaryngology - Head and Neck Surgery*. 2003, 129, pp. 365-371.

11 LI, K.K., N.B. POWELL, R.W. RILEY, R.J. TROELL y C. GUILLEMINAULT . «Radiofrecuency volumetric tissue reduction for treatment of turbinate hypertrophy: a pilot study». *Otolaryngology - Head and Neck Surgery*. 1998, 119, pp. 569-573.

12 SPIELBERG, W. «The treatment of nasal obstruction by submucous resection of the inferior turbinate bone». *Laryngoscope*. 1924, 34, pp. 197-203.

13 FRY, H.J.H. «Judicious turbinectomy for nasal obstruction». *New Zealand Journal of Surgery*. 1973, 42, pp. 291-294.

14 COURTISS, E.H., R.M. GOLDWYN y J.J. OBRIEN. «Resection of obstructing inferior turbinates». *Plastic and Reconstructive Surgery*. 1978, 62, pp. 249-257.

15 OPHIR, D., A. SHAPIRA, A. y G. MARSHANK. «Total inferior turbinectomy for nasal airway obstruction». *Archives of Otolaryngology*. 1985, 111, pp. 93-95.

16 ODETOYINBO, O. «Complications following total inferior turbinectomy: facts or myths?». *Archives of Otolaryngology*. 1987, 12, pp. 361-363.

17 THOMPSON, A.C. «Surgical reduction of the inferior turbinate in children: extended follow-up». *Journal of Laryngology and Otology*. 1989, 103, pp. 577-579.

18 MOORE, G.F., T.J. FREEMAN, F.P. OGREN y A.J. YONKERS. «Extended follow-up of total inferior turbinate resection for relief of chronic nasal obstruction». *Laryngoscope*. 1985, 95, pp. 1095-1099.

19 WIGHT, R.G., A.S. JONES y E. BECKHAM. «Trimming of the inferior turbinates – a prospective, long-term study». *Clinical Otolaryngology and Allied Sciences*. 1990, 15, pp. 247-350.

20 SALAM, M.A. y C. WENGRAF. «Concho-antropexy or total inferior turbinectomy for hypertrophy of the inferior turbinates?». Journal of Laryngology and Otology. 1993, 107, pp. 1125-1128.

21 CARRIE, S., R.G. WRIGHT, A.S. JONES, J.C. STEVENS, A.J. PARKER y M.P.J. YARDLEY. «Long-term results of trimming of the inferior turbinates». *Clinical Otolaryngology and Allied Sciences*. 1996, 21, pp. 139-141.

22 MOORE, FREEMAN, OGREN y YONKERS, 1985, p. 1099.

23 KERN, E.B. [Audio]. Haga clic aquí para escuchar la conferencia del Dr. Kern sobre el SNV. 2006. Sitio web de Empty Nose Syndrome Association: *www.emptynosesyndrome.org*. [Consulta: 24/11/2006].

24 SEGAL, S., E. EVIATOR, L. BERENHOLZ, A. KESSLER y N. SHLAMKOVITCH. «Inferior turbinectomy in children». *American Journal of Rhinology*. 2003, 17, pp. 69-74.

25 RICE, D.H., E.B. KERN, B.F. MARPLE, R.L. MABRY y W.H. FRIEDMAN. «The turbinates in nasal and sinus surgery: A consensus statement». *Ear, Nose and Throat Journal*. 2003, 73, pp. 82-83 [p. 83].

26 GOODE, R.L. y E. PRIBITKIN. *Diagnosis and Treatment of Turbinate Dysfunction*, 2.a ed. Alexandria: American Academy of Otolaryngology - Head and Neck Surgery, Inc., 1995, pp. 1-73.

27 MABRY, R.L. «Visual loss after intranasal corticosteroid injection: Incidence, causes, and prevention». *Archives of Otolaryngology*. 1981, 107, p. 481.

28 KING, H.C. y R.L. MABRY. *A Practical Guide to the Management of Nasal and Sinus Disorders*. Nueva York: Thieme Medical Publishers, Inc., 1993.

29 LENZ, H., J. EICHLER, G. SCHAFER y J. SALK. «Parameters for argon laser surgery of the lower human turbinates: in vitro experiments». *Acta Otolaryngology*. 1977, 83, p. 360.

30 FUKUTATE, T., T. YAMASHIRA, K. TOMODA y T. KUMAZAWA. «Laser surgery for allergic rhinitis». *Archives of Otolaryngology, Head and Neck Surgery*. 1986, 112, pp. 1280-1282.

31 KUBOTA, I. «Nasal function following carbon dioxide laser turbinate surgery for allergy». *American Journal of Rhinology*. 1995, 93, pp. 155-161.

32 HOUSER, S.M. «Empty nose syndrome associated with middle turbinate resection». *Otolaryngology - Head and Neck Surgery*. 2006c, 135, pp. 972-973.

33 MAY, M. y B.M. SCHAITKIN. «Erasorama surgery». *Current Opinion in Otolaryngology and Head and Neck Surgery*. 2002, 10, pp. 19-21.

34 MOORE, E.J. y E.B. KERN. «Atrophic Rhinitis: A review of 242 cases». *American Journal of Rhinology*. 2001, 15, pp. 355-361.

35 METSON, R. y S. MARDON. *The Harvard Medical Guide to Healing Your Sinuses*. Nueva York: Mcgraw-Hill, 2005.

Capítulo sexto

Formas de gestionar una nariz vacía

Hay demasiados especialistas en ORL y cirujanos plástico que han demostrado no comprender la etiología, los síntomas y los tratamientos para el SNV. Han contribuido a esta confusión varios factores, entre ellos:

1) Algunos médicos siguen aplicando una lógica engañosa.

2) De acuerdo con esta lógica, hay quienes están convencidos de que lo mejor es extraer más tejido de los cornetes.

3) Tanto otorrinolaringólogos como cirujanos plásticos observan resultados positivos en algunos pacientes.

4) Hay pocas probabilidades de que se pueda detectar un caso de SNV debido a su origen iatrogénico.

5) Los médicos consideran (erróneamente) que el SNV es una condición rara.

6) Las cirugías de los cornetes están cubiertas por los seguros médicos.

7) No hay un enfoque adecuado en el tratamiento del SNV.

Aunque es cierto que los especialistas en ORL son más conscientes desde hace unos años de que se deben llevar a cabo operaciones en los cornetes de una forma más conservadora, se necesita cierto tiempo hasta que una nueva idea es aceptada de forma general, lo que se traduce en que algunos otorrinolaringólogos muestran mayor cautela que otros, con lo que sigue habiendo cirugías nasales que acaban en el SNV. Por fortuna, ahora se han reducido las posibilidades de que esto ocurra en comparación con hace diez años.

Gabrielle Glaser, una periodista del *New York Times*, aludía a esta actitud de mayor prudencia en un artículo que escribió en 2003 para *Milwaukee Journal Sentinel* titulado «For Chronic Sinusitis, Some Doctors Start Over».[1] En él se afirmaba que, en las últimas décadas, algunos médicos se habían mostrado más agresivos en su afán por reducir el tamaño de los cornetes, pero se dieron cuenta más tarde de que probablemente había sido peor la cura que la enfermedad.

Llegados a este punto cabe preguntarse que «si, en general, los médicos actúan en la actualidad de forma más conservadora en comparación con hace diez años, entonces ¿las cirugías en los cornetes siguen derivando en el SNV?». Sin duda alguna. Si está barajando la posibilidad de someterse a una operación de cornetes, corre el riesgo de sufrir el SNV. Pese a que han quedado atrás los días en los que las turbinectomías totales inferiores se practicaban de forma radical, hay pacientes que se han sometido a cirugías en los cornetes que les han provocado SNV y que podrían corroborar el riesgo que estas suponen. Algunas personas con este síndrome afirman sufrir dificultades respiratorias a raíz de operaciones realizadas el año anterior y, sin embargo, sus médicos no les creen.

Algunos médicos siguen aplicando una lógica engañosa

La confusión que existe en relación al SNV se debe en parte a una lógica de lo más simple. Si una arteria está obstruida, se desbloquea eliminando el coágulo. Si la nariz está taponada por un cornete hipertrófico, se desbloquea quitándolo. Tiene sentido. Pero los datos científicos que se tienen sobre los cornetes indican que ese razonamiento es incorrecto.

Los cornetes principales tienen un tamaño como el de un dedo, tienen una gran complejidad y cumplen funciones vitales en la nariz, por lo que se deben tratar con el máximo respeto al igual que otras partes del cuerpo como un dedo del pie. Si alguien tiene un dedo del pie hinchado, ¿se le pone un tratamiento o directamente se amputa? Y si se amputa, ¿es de esperar que el pie funcione perfectamente? No, tiene una parte amputada porque en la zona donde el dedo del pie solía estar hay ahora un vacío. Al igual le ocurre a la nariz después de que se le extraigan los cornetes.

De acuerdo con esta lógica, hay quienes están convencidos de que lo mejor es extraer más tejido de los cornetes

Por desgracia, algunos médicos que han seguido está lógica creen que si se extrae más tejido de los cornetes, se aumenta el flujo de aire que pasa por la nariz, con lo que el resultado es positivo. Es poco probable que los médicos que piensen así admitan que el SNV sea un problema grave. En lugar de eso, consideran que una nariz con un mayor vacío dentro es algo normal que, en teoría, aporta beneficios al paciente.

Un ejemplo ocurrió en 2004, en el prestigioso congreso de American Academy of Otolaryngology, cuando un eminente cirujano de ORL sostuvo en una conferencia que la extracción de los cornetes es un buen tratamiento médico y que suele extraer más tejido si el paciente sigue quejándose de que siente una obstrucción.[2] Llegó a afirmar que no conllevaba ninguna complicación.

Tanto otorrinolaringólogos como cirujanos plásticos observan resultados positivos en algunos pacientes

Debido a que solo algunas de todas las cirugías para la reducción de cornetes acaban en SNV, se seguirán realizando. Si este procedimiento tuviera siempre como resultado los síntomas del SNV, se habría dejado de llevar a cabo hace mucho tiempo. Por ese motivo, un médico puede observar que otros pacientes se han beneficiado de esta práctica, así que cuando un paciente muestra síntomas tres meses después, se extrañan y el radiólogo diagnostica sinusitis en lugar de SNV. Y es que los radiólogos no consideran que un vacío excesivo sea una enfermedad.

Hay pocas probabilidades de que se pueda detectar un caso de SNV debido a su origen iatrogénico

Asimismo, cuando el problema es «causado» por un médico a raíz de una cirugía, la tendencia natural es evitar reconocerlo o negar de forma activa que es real. De hecho, si un médico admitiese que ha provocado un problema de tal calibre sería un acto de autoinculpación.

Si el SNV tuviera su origen en factores genéticos, supongo que se tomaría mucho más en serio entre la comunidad médica y ya habría recibido la atención que se merece por parte de esta.

Tomemos como ejemplo el síndrome de Sjögren, el cual tiene causas genéticas, hormonales e inmunológicas. Este síndrome es un trastorno autoinmune en el que el sistema inmunitario ataca por error sus propias glándulas encargadas de producir líquidos. Sus síntomas comunes son la sequedad en la boca y los ojos. Hay aproximadamente cuatro millones de personas que lo sufren en EE. UU. A diferencia de esta enfermedad, que ha recibido la atención y el reconocimiento que se merece, el SNV, que tiene síntomas de gravedad, no ha tenido la misma suerte.

Los médicos consideran (equivocadamente) que el SNV es una condición rara

Cabe la posibilidad de que algunos otorrinolaringólogos den por hecho que rara vez se pueda dar un caso de nariz vacía, ya que no suelen toparse con este síndrome. Aunque la mayoría de los procedimientos para la reducción de cornetes no tengan como consecuencia el SNV, queda todavía la posibilidad de que millones de estadounidenses lo estén sufriendo. El organismo National Center for Health Statistics (NCHS), una división de Center for Disease Control and Prevention (CDC), proporcionó información sobre los índices de cirugías nasales y turbinectomías por última vez en 1996, pero no ha vuelto a llevar a cabo ningún estudio por falta de fondos.[3] En 1996, según este organismo, se llevaron a cabo 161.000 turbinectomías.[4] La definición de turbinectomía abarca desde las técnicas conservadoras que dejan intacto el tejido nasal sano y que eliminan menos del 33% de un cornete, hasta operaciones más agresivas que conllevan la extracción de entre el 70 y el 100% de un cornete. Esta cifra no incluye a los pacientes de cirugía ambulatoria que acaban siendo ingresados en el hospital, ya que solo recoge las cirugías donde no se interna al paciente, que son los casos en que tienen lugar más a menudo procedimientos conservadores, mientras que las turbinectomías radicales suelen necesitar al menos un día de hospitalización. Es más, las turbinectomías suelen ser un procedimiento secundario que tiene lugar a la vez que otra operación. Por ejemplo, muchas personas con SNV se han sometido a múltiples procedimientos como, por ejemplo, una cirugía endoscópica funcional de los senos paranasales o una septoplastia, en donde se ha practicado una cirugía de los cornetes en segundo plano. Además, los médicos suelen cortar al menos una parte de los cornetes medios para poder llegar a algunas zonas de la nariz como los senos etmoidales. Aunque en estos casos se reduce el tamaño de los cornetes durante la operación, es posible que solo se registren oficialmente como septoplastias. En consecuencia, además de las 161.000 turbinectomías, se realizaron además 2.091.000 operaciones de «nariz, boca y faringe» y 276.000 operaciones «plásticas y de reconstrucción de la nariz».[4] Suman, pues, en total 2.528.000 operaciones en las que ha podido haber una reducción de los cornetes en los Estados Unidos tan solo en el año 1996.

Creo que mi estimación de que se realizan al menos 500.000 procedimientos de reducción de cornetes al año en los Estados Unidos es bastante acertada. Si de todos, el 20% acaba produciendo síntomas de SNV, eso se traduce en 100.000 nuevos casos de SNV en los Estados Unidos. Multiplicada esa cifra por 20 años da un total de 2.000.000 víctimas del SNV en los Estados Unidos. Y la cuenta sigue. [*]

[*] A raíz de la confusión reinante a la hora de diagnosticar, creo que la cantidad de víctimas con SNV en los Estados Unidos podría superar los dos millones. Mi duda es si muchos de ellos ignoran que padecen este síndrome. Además, si tenemos en cuenta que la población de los Estados Unidos supone tan solo un 5% de la mundial, el número de personas que sufren el SNV podría ser veinte veces la cantidad en este país partiendo de la base de que el índice de cirugías de cornetes en los países es el mismo.

No obstante, es posible que la mejor manera de conocer la incidencia del SNV sea atendiendo a las microestadísticas en lugar de a las macroestadísticas. En el primer caso, se revisarían todos los casos en los que un médico haya practicado la reducción de cornetes, se realizaría un seguimiento de estos pacientes durante al menos diez años y luego se contactaría con ellos para actualizar los datos recogidos. Las revisiones consistirían en hacer evaluaciones antes y después de la operación para realizar mediciones de los síntomas que siente el paciente. Aunque no es una tarea sencilla, ayudaría a los médicos y les aportaría información para que pudieran continuar con esta línea de investigación. De esta forma, se podría calcular el índice general de SNV en la población. Hasta ese momento, la incidencia real del SNV sigue siendo una incógnita, por lo que todo lo expuesto es una mera especulación.

En último lugar, consideremos las siguientes informaciones de dos reputados médicos. Por un lado, el Dr. Houser sostiene que por sus manos pasan nuevos TAC de narices vacías una vez a la semana, mientras que la Dra. Patricia Hudgins, una neurorradióloga especializada en radiología de la cabeza y del cuello de Emory University de Atlanta, Georgia (EE. UU.), afirma que en su caso ocurre varias veces a la semana.[5-6] Debido a la que la Dra. Hudgins trata casos complejos y su especialidad es la neurorradiología, cabe la posibilidad de que los datos que ofrece sean superiores a la incidencia general.[7] Aun así, advirtió que todos los pacientes con escáneres de nariz vacía se habían sometido a una septoplastia y en todos los casos faltaba una parte de los cornetes medios o inferiores. Lo más interesante es que afirma que el SNV parece ser un problema que se repite en pacientes con «síntomas sinusales crónicos». Ambos doctores opinan que la incidencia del SNV es mayor que la que se cree y que no tiene la cobertura merecida en las publicaciones médicas.

Las cirugías de los cornetes están cubiertas por los seguros médicos

Inexplicablemente las aseguradoras fomentan las turbinectomías.[2] Y los médicos deben cumplir estrictos códigos de la terminología actualizada de procedimientos médicos (Current Procedural Terminology, CPT) cuando practican operaciones, ya que, de lo contrario, las aseguradoras, que son las que imponen las normas y cubren los gastos, no las aceptan. Dentro de la lista de los procedimientos incluyen la turbinectomía, por lo que está sufragada. La idea que transmiten de esta forma es que, en lugar de ser una intervención especial con la que se puede extraer mucosa nasal sana, la turbinectomía es una operación «que cuenta con aprobación y es respetada». Así que al admitirla y siguiendo esta lógica, un médico puede llevarla a cabo con el fin de despejar las vías respiratorias.

No hay un enfoque adecuado en el tratamiento del SNV

Las publicaciones médicas no han tratado el SNV en su justa medida, lo que provoca que tanto otorrinolaringólogos como cirujanos plásticos se resistan a tratar el problema que supone. Quienquiera que investigue este síndrome descubrirá que no hay muchos artículos en publicaciones que se ocupen de este tema en concreto. A bote pronto solo se me ocurren dos ejemplos, que son «Atrophic Rhinitis: A Review of 242 Cases», de Moore y Kern, y «Empty Nose Syndrome Associated with Middle Turbinate Resection» de Houser. Ya está. No obstante, se debe tener en cuenta que, según el Dr. Grossan, cuando se presentó el concepto de SNV en la reunión de Triologic hace cinco años, la respuesta que hubo fue un clamoroso silencio.[8] En 2006, la respuesta en la convención anual de American Rhinologic Society fue aún peor: no se hizo ninguna presentación sobre el SNV.

El resultado final de estas actitudes es que si especialistas en ORL y cirujanos plásticos continúan ignorando el SNV, pacientes inocentes seguirán viéndose afectados por esta complicación tan terrible como consecuencia de una cirugía nasal. Y a su vez, aquellos que ya la sufren permanecerán en su gran mayoría sin recibir un tratamiento o la atención de la comunidad médica. No debemos consentirlo.

Referencias del capítulo 6

[1] GLASER, G. *For chronic sinusitis, some doctors star over.* 6 de enero de 2003. Sitio web Find Articles: www.calbears.findarticles.com/p/articles/mi_qn4196/is_20030106/ai_n10858608, párr. 18.

[2] GROSSAN, M. Correspondencia personal. 25 de marzo de 2007.

[3] CHASE, J.M. Correspondencia personal. 20 de noviembre de 2006.

[4] EE. UU. DEPARTMENT OF HEALTH AND HUMAN SERVICES, CENTER FOR DISEASE CONTROL AND PREVENTION. *Advance Data from Vital and Health Statistics, No. 300.* 2006. www.cdc.gov/nchs/data/ad/ad300t4.pdf, p. 1. [Consulta 24/11/2006].

[5] HOUSER, S.M. Correspondencia personal. 26 de enero de 2007.

[6] HUDGINS, P.A. Correspondencia personal. 24 de enero de 2007.

[7] HUDGINS, P.A. Correspondencia personal. 26 de enero de 2007.

[8] GROSSAN, M. Correspondencia personal. 19 de enero de 2007.

Capítulo séptimo

Dificultades para diagnosticar el SNV

Hay una larga lista de motivos por los que resulta tan difícil diagnosticar el SNV. Como ya se ha dicho, reina una gran confusión en las publicaciones médicas sobre la etiología, los síntomas y el tratamiento de este síndrome. Los médicos respetan las investigaciones revisadas por colegas que analizan esta enfermedad, pero en el caso del SNV son insuficientes salvo algunas excepciones ya mencionadas. Por ello, se trata de un síndrome que, en el mejor de los casos, no se ha llegado a entender bien, y que, en el peor de los casos, se ha ignorado demasiado.

Los cinco factores siguientes contribuyen a que haya cierta confusión a la hora de diagnosticar el SNV:

1. Otorrinolaringólogos y cirujanos plásticos carecen de información sobre el SNV.

2. No hay una prueba objetiva que determine que se sufre el SNV.

3. Los pacientes con SNV niegan sus síntomas.

4. El sufrimiento que padecen los pacientes guarda relación con cómo se sentían antes de operarse.

5. Puede que tarden años tras la operación en aparecer sequedad grave y atrofia.

Otorrinolaringólogos y cirujanos plásticos carecen de información sobre el SNV

Lo más normal es que cada uno ponga en práctica en su puesto de trabajo lo que se le ha enseñado, por lo que ni otorrinolaringólogos ni cirujanos plásticos son una excepción. Pasa un tiempo hasta que unas ideas y unos tratamientos nuevos son aceptados de forma general y los médicos adoptan nuevas prácticas. En el caso de otorrinolaringólogos y cirujanos plásticos que se hayan formado en los setenta y los ochenta, por ejemplo, tienden más a creer que una turbinectomía inferior total es un procedimiento seguro, ya que las publicaciones de su época la defendían; mientras, que en el caso de otros especialistas cuya formación sea más reciente, es posible que piensen que se debe actuar con mayor cautela debido a que se conocen cada vez más las complicaciones que conllevan estas intervenciones.

Además, la mayoría de los médicos no han sufrido el SNV en sus carnes, así que no saben cómo hacerle frente. Y otros no evalúan al paciente en su totalidad. Por ejemplo, si un paciente tiene una alergia que no se trate, sus cornetes se agrandarán, con lo que sufrirá repetidas infecciones sinusales. En lugar de tratar la alergia con inyecciones o las infecciones sinusales con irrigaciones de suero fisiológico, algunos médicos recomiendan cortar más tejido de los cornetes, puesto que los cornetes inferiores obstruyen el paso del aire. O, si tras el tratamiento para la alergia, los cornetes siguen impidiendo la respiración, es probable que el alergólogo remita al paciente a un ORL para que lo trate con cirugía.

Si bien, en la actualidad se entiende que las vías respiratorias altas y bajas son un único órgano, puede que los otorrinolar-ingólogos y cirujanos plásticos no sean tan conscientes de cómo afecta al funcionamiento del pulmón que se pierda resistencia nasal al paso del aire, como lo es un neumólogo (el médico especializado de los pulmones). Aunque sepan que la nariz proporciona un 50% de la resistencia nasal que resulta fundamental para que funcione el pulmón, es posible que no sepan por qué tiene tanta importancia. Por ejemplo, el Dr. Pat Barelli afirma que gran parte de los médicos ha obviado el papel que desempeña la actividad nasal-pulmonar y, sobre todo, el papel que desempeña la nariz en la respiración pese a más de un siglo de publicaciones médicas y experiencia clínica en estas áreas.[1] En consecuencia, un médico puede darse cuenta de que una cirugía agresiva de los cornetes puede provocar un flujo desordenado de aire nasal que no ventila todas las zonas de la nariz. Sin embargo, eso no implica necesariamente que estén al tanto de que una resistencia nasal demasiado baja conlleva un intercambio gaseoso insuficiente en los alveolos pulmonares, lo cual, a su vez, hace que unas pequeñas áreas tengan una deficiente ventilación pulmonar.

No hay una prueba objetiva que determine que se sufre el SNV

No hay ninguna prueba objetiva que confirme que un paciente sufre el SNV, aunque ocurre lo mismo en otras afecciones del oído, la nariz y la garganta. Por objetivo se entiende que se puede comprobar mediante pruebas físicas (como, por ejemplo, un termómetro, el cual mide la temperatura corporal); por su lado, subjetivo indica una interpretación personal que no se puede observar con facilidad. Una enfermedad que se diagnostica con un informe subjetivo de síntomas es el acúfeno, que consiste en la sensación de zumbido o campanilleos en los oídos o en la cabeza aunque no se corresponden a ningún sonido real. En el caso del síndrome que nos ocupa, los TAC muestran un espacio vacío, pero no la sensación que tiene el paciente de que «no le llega suficiente aire». Por ese motivo, un médico debe confiar en los síntomas subjetivos de los que se queja su paciente como, por ejemplo, cuando afirma que respira de forma irregular. Sin embargo, se les enseña a los otorrinolaringólogos a buscar en primer lugar síntomas de sequedad, formación de costras, hedor o atrofia tras una cirugía de cornetes, por lo que es posible que pasen por alto las quejas subjetivas, las cuales ocurren con más frecuencia tras dichas cirugías y son los síntomas del SNV. Pese a que son síntomas subjetivos, no dejan de ser reales y tienen un origen físico.

Papay, Eliachar y Risica sostienen, por ejemplo, que una complicación común tras una cirugía demasiado agresiva de los cornetes es la rinitis sicca, la cual incluye una humidificación nasal deficiente.[2] Tal y como he comentado en el capítulo cuarto, el SNV puede parecerse o ser igual que la rinitis sicca. Así que puede que las probabilidades de sufrir SNV tras una cirugía de los cornetes demasiado agresiva sean mayores que lo pensado hasta ahora o que lo recogido en las publicaciones médicas.

Los pacientes con SNV niegan sus síntomas

Asimismo, el paciente forma parte del diagnóstico. Muchas personas que padecen los síntomas del SNV al poco de la cirugía se niegan a aceptar que los sufren por los siguientes motivos:

♦ La fisiología real subyacente en el SNV provoca confusión, por lo que la mayoría de los pacientes no alcanzan a entenderla de forma intuitiva. Por ejemplo, no se dan cuenta de que les falta el aire o de que su sueño es ligero. Seguramente achacan sus problemas para respirar o para dormir a otras dolencias como, por ejemplo, hipertensión, diabetes, apnea del sueño u obesidad, pero no a la resección de los cornetes.

♦ Algunos pacientes con el SNV que sufren enormemente con una obstrucción nasal crónica asociada con la rinitis durante años, encuentran un alivio temporal al disfrutar de una «nariz despejada».

♦ A los pacientes con el SNV no les resulta fácil aceptar que se han sometido a una cirugía electiva como es la cirugía para reducir los cornetes, con lo que podrían sentirse culpables por no haber indagado en el tema de antemano.

♦ En muchos casos, tienden a volver al médico que les ha provocado el SNV en lugar de acudir a otro médico que pudiera proporcionarles una opinión más objetiva sobre su condición médica. En consecuencia, le toman la palabra a su médico.

♦ Es normal que el paciente con el SNV haya confiado en su médico, por lo que les cuesta trabajo aceptar que el médico les haya podido provocar un problema de gravedad.

El sufrimiento que padecen los pacientes guarda relación con cómo se sentían antes de operarse

Muchas personas con el SNV pasan de sentir que tienen las vías respiratorias demasiado obstruidas a demasiado despejadas. Y en algunos casos sienten un cierto alivio que les dura un tiempo. Este factor por sí mismo hace más complicado que identifiquen el SNV como un «problema». Muchos sienten que las fosas nasales están más despejadas que antes de la cirugía, con lo que consideran que han mejorado tras la operación pese a que la respiración sea mucho más dificultosa de lo que piensan como consecuencia de esta. Cuando creen que tienen un problema tras la cirugía, es probable que culpen a la enfermedad original (previa a la cirugía).

Puede que tarden años tras la operación en aparecer sequedad grave y atrofia

Una de las posibilidades es que un enfermo no reconozca los síntomas del SNV de inmediato, sobre todo, si le ha reportado cierto alivio o si la nariz está en proceso de curación tras la operación y tiene que drenar todos los coágulos sanguíneos y las costras, lo que requiere semanas o incluso meses. Aun así, la sequedad grave puede tardar años en aparecer y de igual forma la atrofia de la mucosa nasal como resultado de aquella. En consecuencia, lo que puede ocurrir es que muchos pacientes no relacionen sus síntomas presentes con la operación que haya tenido lugar años antes, y que los médicos, por motivos egoístas, no les animen a hacer esa conexión.

Referencias del capítulo 7

1 TIMMONS, Beverly H. y Ronald LEY (eds.) *Behavioral and Psychological Approaches to Breathing Disorders.* Nueva York: Plenum Press, 1994. Apartado 47-58 del Dr. Pat Barelli.

2 PAPAY, F.A., I. ELIACHAR, y R. RISICA. «Fibromuscular temporalis graft implantation for rhinitis sicca». *Ear, Nose and Throat Journal.* 1991, 70, pp. 381-384.

Capítulo octavo

El SNV no es un goteo posnasal

Un ejemplo de una persona con goteo posnasal sería el siguiente:

«Joe», de 39 años de edad, es una persona atlética que cuida su alimentación y hace ejercicio. Se resfría una vez al año sin mayor importancia. Hace tres años tuvo una sinusitis aguda que se curó gracias a la medicación. Se queja de que drena constantemente mucosidad espesa por la parte trasera de la garganta, la cual suele estar irritada, aunque no tan mal como para acudir a la consulta de un médico.

Joe acaba visitando a un médico y se toma amoxicilina durante cuatro semanas después, pero su garganta continúa prácticamente igual, aunque el drenaje nasal ha disminuido. En el momento de la revisión, se observa que tiene la nariz roja. Muestra bultos y arrugas en la parte posterior de la garganta en zonas donde hay una acumulación de linfocitos que combaten la infección. Esto se denomina hiperplasia linfoide. Así que luego utiliza irrigaciones pulsátiles para la nariz y la garganta y bebe grandes cantidades de infusiones, lo que favorece la curación natural, con lo que los bultos desaparecen.

Si bien la nariz produce entre uno y dos litros de mucosidad al día, la cual es arrastrada hacia la faringe para luego ser tragada en un proceso inconsciente, el goteo posnasal consiste en la sensación de tener mucosidad espesa en la parte posterior de la nariz, que es donde se percibe el drenaje de la garganta. En el caso de esta afección, los cilios se ralentizan de forma que no ayudan a arrastrar correctamente la capa mucosa.

El goteo posnasal tiene lugar en dos casos:

1) Varias respuestas inflamatorias que incluyen rinitis vasomotoras, rinitis alérgica, sinusitis o el resfriado común.

2) Sequedad mucosa como resultado de una medicación, un entorno seco, deshidratación, reducción del grosor o pérdida de la mucosa.

Con la producción de mucosidad, los cilios de la nariz se mueven y actúan como un canal para traer los tan beneficiosos glóbulos blancos adonde haga falta atacar a las bacterias. Sin embargo, si los cilios se ralentizan, la mucosidad permanece inmóvil en lugar de ser arrastrada a la parte posterior de la garganta para ser desechada en el estómago. En consecuencia, la garganta se reseca porque no recibe la hidratación de la mucosidad nasal, de modo que afecta a la voz. Cuando los cilios arrastran la mucosidad, esta también puede pasar a la garganta por debajo de la membrana mucosa, por lo que provoca dolor de garganta y una sensación de tener «algo atascado en la garganta».

Una enfermedad que produce el goteo posnasal es la rinitis vasomotora, cuyo principal síntoma es el moqueo de la nariz. En este caso, los nervios nasales que se encargan de aumentar la secreción están demasiado activos, por lo que hay un flujo constante de mucosidad líquida. Al ser un problema en el que los nervios están estimulados, no responde ante tratamientos alérgicos. El medicamento Atrovent® trata de manera efectiva esta enfermedad al bloquear los nervios.

Igualmente, la alergia puede provocar que se forme un exceso de mucosidad y que se produzcan síntomas de goteo posnasal. Por lo general, la mucosidad es líquida, aunque no muestra especialmente muchos síntomas. Por mucho que una persona sople o se suene la nariz con todas sus fuerzas, solo conseguirá irritarla, con lo que se producirá más mucosidad. No obstante, se puede tratar con pastillas para la alergia, aerosol Astelin® o con inyecciones para la alergia.

Cuando la alergia se encuentra en su momento álgido al inicio de la estación, la nariz moquea sin control y no se produce ninguna infección. Pero en una fase posterior, después de estar estornudando seis semanas sin cesar y de que los cilios nasales se hayan agotado, a veces tiene lugar una infección. Por eso, se puede padecer una sinusitis cuando se sufre una alergia grave, aunque esta no sea su causa.

Consejos para prevenir una sinusitis en la última fase de una alergia

- Utilizar irrigaciones pulsátiles para la nariz y la garganta
- Beber infusiones
- Tomar caldo de pollo
- Tomar un mucolítico
- Utilizar esteroides en aerosol nasal
- Usar vaporizadores
- Tomar descongestionantes orales

El SNV versus el goteo posnasal

SNV	Goteo posnasal
La nariz está seca	La nariz puede estar hidratada
La mucosidad es espesa y viscosa	La mucosidad es líquida
Se producen costras nasales	No se producen costras
La garganta está seca e irritada	La garganta pica, pero está hidratada
Se puede mejorar pero no tiene curación	Desaparece en dos semanas mediante irrigaciones pulsátiles
El sentido del olfato suele estar debilitado	Se puede oler normalmente

Una mucosidad normal puede espesarse a causa de la sequedad que provoca algunos medicamentos como los antihistamínicos, un entorno seco, deshidratación o la reducción del grosor o pérdida de la mucosa. En estos casos, el paciente siente algo espeso y pegajoso en la parte posterior de la garganta que le afecta la voz.

Tanto si se trata del SNV como del goteo posnasal, se puede obtener «tejido regenerado» en la parte posterior de la garganta, que en un microscopio se puede observar que es y parece tejido de las amígdalas. Es decir, se puede regenerar tejido de amígdalas, el cual es en esencia un grupo de leucocitos (glóbulos blancos) que se concentran para filtrar las bacterias. Cuantas más bacterias pasen de la nariz, mayor será la hiperplasia linfoide. Se debe tener en cuenta que no se trata de un cáncer ni de un «tumor», sino de una respuesta normal a un exceso de bacterias.

En general, el goteo posnasal no es una enfermedad de gravedad a menos que derive en problemas relacionados con el pecho. El drenaje nasal puede aparecer y a las 16 horas afectar al pecho, por eso, cuando se padece, si resulta molesto y tiene asociado algún problema relacionado con el pecho, se debe acudir a un médico de inmediato, ya que se puede estar sufriendo una enfermedad pulmonar obstructiva crónica (EPOC), una bronquitis o asma.

Consejos para tratar el goteo posnasal

♦ Aerosol nasal de suero fisiológico

♦ Gel nasal

♦ Irrigación pulsátil para la garganta (para aumentar su circulación)

♦ Caldo de pollo

♦ Pastillas para chupar de menta

♦ Revisión de un otorrinolaringólogo para hacer un diagnóstico más preciso y así proporcionar una solución más específica

El goteo posnasal no es lo mismo que el reflujo gastroesofágico

Algunas personas tienen un problema relacionado directamente con la garganta que creen que es goteo posnasal, aunque en realidad se trata de la enfermedad por reflujo gastroesofágico (ERGE), también denominada ardores (aunque también puede tratarse de un caso de amigdalitis o de un trastorno de deglución).

La ERGE es una enfermedad que se origina cuando los ácidos estomacales suben por el aparato digestivo en lugar de bajar.

Un ejemplo que ilustre un caso de un paciente con ERGE sería el siguiente:

«Jane», de 23 años era una estudiante de interpretación vocal que perdió su capacidad para cantar. Solía hacer gárgaras, pero sin éxito. Su médico probó a recetarle antibióticos, pero igualmente sin conseguir ningún buen resultado. Así que acudió a un otorrinolaringólogo que le examinó la nariz y los senos paranasales con un endoscopio y concluyó que la nariz estaba bien. Luego examinó la laringe (el órgano para la fonación con un instrumento llamado laringoscopio flexible y comprobó que el aspecto de las cuerdas vocales era normal, aunque la parte posterior de la laringe, donde se une a la parte frontal del esófago, se encontraba enrojecida e inflamada. Esta región, denominada aritenoides, tenía el tejido en su parte posterior inflamado. Y ese era el motivo del deterioro de su voz.

El médico puede hacer un diagnóstico acertado de la enfermedad por reflujo gastroesofágico cuando examina la zona en la que los ácidos estomacales irritan la laringe. Se le prescribió un inhibidor de la producción de ácidos y se le dieron instrucciones de qué hacer.

Los cantantes son especialmente propensos a sufrir la ERGE debido a que ejercen mucha presión en su estómago cuando cantan. Suelen comer poco antes de una actuación, y luego se hinchan antes de acostarse. Como el estómago sigue digiriendo la comida, los ácidos suben a la garganta.

La ERGE puede producir una irritación constante de la garganta, aunque no haya un historial de indigestión. Un otorrinolaringólogo puede diagnosticarla si realiza un examen físico.

Lo normal es que un médico de familia pruebe con inhibidores de la producción de ácidos como el esomeprazol o la nizatidina. Otras formas para diagnosticarla consisten en examinar el esófago con un instrumento denominado esofagoscopio o en introducir una sonda que mida la acidez de la zona.

Además, tanto la enfermedad por reflujo gastroesofágico, como el goteo posnasal o el asma, pueden causar tos crónica, la cual se puede eliminar de forma efectiva tratando el origen de la misma. En el caso de los enfermos del SNV, se debe a una mucosidad espesa en la parte posterior de la nariz y la parte alta de la garganta que provoca un reflejo nauseoso. A su vez, dicho reflejo les hace toser, lo que provoca reflujo gastroesofágico. Por ese motivo, es importante que traten de controlar cómo se aclaran la garganta para que, en lugar de forzarlo, lo hagan con suavidad y así eviten que los ácidos estomacales suban. Cuanto más frecuente y violenta sea la tos de una persona con el SNV, mayor reflujo gastroesofágico sufrirá. Y viceversa, cuanto más siga un paciente un tratamiento para el goteo posnasal, así como los consejos del capítulo noveno, en especial, de acuerdo con el principio básico primero: «Mantener húmeda la nariz y favorecer el paso de la mucosidad», menor reflujo sufrirá.

Consejos para tratar la ERGE

♦ Evitar la cafeína y el alcohol

♦ Evitar las especias

♦ Realizar comidas poco copiosas

♦ Perder peso

♦ No comer pasadas las 8 de la tarde

♦ Elevar la cabeza a 20 cm de la cama

♦ Tomar antiácidos

Capítulo noveno

Tratamientos no quirúrgicos para el SNV

E l siguiente análisis que realizo de los tratamientos no quirúrgicos del SNV se basa en parte en mi propia experiencia y en la de otras personas que sufren este mismo síndrome. No me adentro demasiado en cada idea y no cubro todos los tratamientos que puedan ser de utilidad. Sin embargo, resumo los que considero que son los más importantes. Como ya dije en la Advertencia, los tratamientos que analizo no son opiniones médicas, por lo que le aconsejo que consulte los posibles tratamientos con su médico antes de probar los que recomiendo en este libro. Así pues, no me responsabilizo de ninguna decisión que se tome utilizando el siguiente análisis. Siempre consulte a un profesional médico. La mejor forma de proceder es acudiendo a un médico con regularidad para que se ocupe, diagnostique correctamente y trate con efectividad cualquier problema que pueda surgir.

Qué hacer si sospecha que sufre el síndrome de la nariz vacía

Si sospecha que tiene el SNV justo después de un procedimiento para la reducción de cornetes, no hay motivo de alarma porque es poco probable que sufra dicho síndrome. Pese a que los síntomas pueden sufrirse al poco de la cirugía, podrían ser tan solo una complicación temporal. Es normal sufrir congestión, sequedad, formación de costras y hemorragias tras una operación. Si es su caso, consulte a su médico de inmediato y siga las recomendaciones que le haga para su problema en concreto.

No obstante, si continúa sufriendo síntomas que crea que se parecen al SNV tras seis meses, una opción sería pedirle a su médico que le prescriba un TAC para hacer un seguimiento. Después podrá analizar este escáner con su médico y preguntarle qué cornetes y qué porcentajes de los mismos se han extirpado. El médico podrá indicarle el tratamiento adecuado. Pero, si su médico no conoce el SNV, la alternativa sería buscar a un médico que tenga más experiencia en este campo. Igualmente puede consultar otras fuentes de información sobre este síndrome como, por ejemplo, el sitio web del Dr. Houser. Si busca una segunda opinión, es fundamental que ambos médicos se tengan al tanto mutuamente para que se llegue a un mejor diagnóstico y un resultado más beneficioso.

Los principios básicos de una buena salud nasal

♦ Principio 1.o: Mantener húmeda la nariz y favorecer el paso de la mucosidad

♦ Principio 2.o: Mantener el flujo sanguíneo que va a la nariz estimulando el tejido de cornete restante

♦ Principio 3.o: Relajarse

Los tres principios básicos para mantener una buena salud nasal incluyen mantener la nariz húmeda, mantener un buen flujo sanguíneo a la nariz y tratar de que haya el máximo de relajación. Aquellos que sufren otras afecciones sinusales, como sinusitis, rinitis alérgica y goteo posnasal, pueden valerse igualmente de algunos de estos tratamientos, ya que muchos de los principios en los que se basan se aplican a la hora de mantener una buena salud nasal y paranasal en todas las enfermedades. De hecho, al utilizar estos tratamientos, se puede evitar la necesidad de recurrir a cirugía y ayudan a mejorar la salud nasal de los que no sufran el SNV.

Es esencial mantener la nariz húmeda para favorecer el funcionamiento del sistema de aclaramiento mucociliar. En el caso de las personas que sufren el SNV es de vital importancia, ya que una sequedad en exceso durante mucho tiempo, como es el caso de la nariz que sufre este síndrome, puede provocar metaplasia o una disfunción total de la mucosa nasal. Se puede favorecer el paso de la mucosidad de distintas formas, entre ellas: eliminando con agua las bacterias, los virus, el moho y los hongos; diluyendo la mucosidad; reduciendo la inflamación y constriñendo los vasos sanguíneos (como, por ejemplo, con descongestionante). Los trata-mientos del Principio 1.o se dividen en soluciones naturales, médicas, dietéticas y ambientales.

El Principio 2.o consiste en mantener un buen flujo sanguíneo a la nariz, lo cual resulta vital para que mejoren las sensaciones nasales. La nariz es como un músculo: cuanto más se usa, más se fortalece, pero si no se usa, se debilita. Las personas con el SNV afirman que sienten una gran mejoría en su sensibilidad nasal tras realizar actividades que causan un aumento del flujo sanguíneo que va a la nariz.

El Principio 3.o consiste simplemente en relajarse. El sistema nervioso parasimpático está estrechamente relacionado con la nariz, así que técnicas de relajación favorecen la curación, ya que estimulan los elementos naturales del organismo que combaten las infecciones.

Un enfoque de dos pasos

Una vez que se tienen presentes estos tres principios, recomiendo un sencillo enfoque de dos pasos para tomar el control de su salud nasal:

1) Trate de incorporar a su rutina diaria 1 o 2 tratamientos de cada uno de los Principios 1. o, 2. o y 3.o. En total, suponen entre 3 y 6 tratamientos al día. Le aconsejo que anote específicamente qué tiene intención de hacer, para que le anime y le sirva de recordatorio. Priorice lo que tenga más importancia. Un ejemplo de un plan de tratamiento podría ser realizar una irrigación pulsátil dos veces al día; beber ocho vasos de 250 cl de agua al día; hacer ejercicio físico tres veces a la semana; y dormir ocho horas todas las noches. Resta decir que puede realizar todos los tratamientos que desee, aunque bien es cierto que se debe ceñir a lo que sabe que cumplirá sin faltas; de no ser así, se puede despistar con lo que dejará de llevar a cabo su plan. Recuerde que deberá comentarle a su médico estos tratamientos antes de comenzarlos, ya que él será clave para ayudarle a diagnosticar su condición médica específica y, por tanto, podría recomendarle o prescribirle medicamentos u otros tratamientos.

2) Si se le diagnostica el SNV, y estos tratamientos no proporcionan mejoría a sus dificultades respiratorias, consulte con su otorrinolaringólogo para que determine si es un posible candidato para recibir una cirugía de implante o para que le derive.

Principio 1.o: Mantener húmeda la nariz y favorecer el paso de la mucosidad

Principales estrategias

Remedios naturales

- ◆ Irrigación de suero fisiológico
- ◆ Aerosoles nasales
- ◆ Geles nasales
- ◆ Aceites nasales

Remedios médicos

- ◆ Irrigación con antibióticos
- ◆ Guaifenesina
- ◆ Pastillas para chupar de zinc
- ◆ Vacunas de alergias
- ◆ Antihistamínicos
- ◆ Tres vacunas
- ◆ Descongestionantes
- ◆ Antiinflamatorios

Remedios dietéticos

- ◆ Ingesta de abundantes líquidos
- ◆ Infusiones con limón y miel
- ◆ Caldo de pollo
- ◆ Vitaminas (sobre todo, A y D)
- ◆ Consideraciones dietéticas

Remedios ambientales

♦ Consideraciones medioambientales
♦ Humidificador
♦ Una higiene cuidada

Remedios Naturales

Irrigación de suero fisiológico

En mi opinión, un principio importantísimo a la hora de tratar el SNV es que debo mantener la hidratación de la nariz en todo momento gracias a las irrigaciones de suero fisiológico, que solo requieren unos minutos por la mañana y por la noche. Estoy convencido de que este tratamiento, además, puede tener una gran efectividad y debería ser el principal tratamiento en los casos de personas que padecen problemas en los senos paranasales, alergias o goteo posnasal. *Lo que quiero que se entienda es que la irrigación es para el tratamiento de la nariz como lavarse las manos para limpiar unas manos sucias.*

Los pacientes con SNV sufren una nariz seca de forma crónica. Esta sequedad conlleva un menor funcionamiento de los cilios. Como consecuencia, presentan dificultades para eliminar las bacterias, los virus, el moho o los hongos que entran en los senos paranasales a no ser que se eliminen con agua. Por ese motivo, la irrigación nasal resulta tan fundamental e ideal para prevenir. Para estas personas, puede suponer la *única forma* de eliminar dichas partículas que, de lo contrario, se quedarían estancadas en la mucosidad, lo cual provocaría repetidas infecciones.

Antes del 2001, el Dr. Grossan calculó que el 10% de personas (o 40.000) que adquirieron el irrigador Hydro Pulse® -

padecían el SNV basándose en entrevistas con ellos y sus opiniones.[1]

En mi caso, utilizo la irrigación pulsátil de suero fisiológico unas dos veces al día, así que recomiendo mucho enjuagarse tanto nariz como garganta cada vez que se utilice. Resulta beneficioso hacer un enjuague de la garganta porque suele contener flema (mucosidad espesa y viscosa) acumulada. Como se ha dicho, es esencial favorecer el paso de la mucosidad.

Aunque han aparecido nuevos métodos de irrigaciones nasales como, por ejemplo, la pera de goma (el interior puede albergar bacterias), una olla neti o un recipiente para el lavado, prefiero el sistema de irrigación nasal y paranasal Hydro Pulse® del Dr. Grossan* para tratar el SNV (así como otras afecciones) por tres motivos:

1. El movimiento pulsátil está determinado a una velocidad que estimula los cilios a su ritmo óptimo (es decir, 16 pulsaciones por segundo), con lo que los cilios vuelven a funcionar otra vez, mientras que otros métodos de irrigación de suero fisiológico no consiguen este objetivo.

2. Permite al usuario irrigar *tanto* nariz *como* garganta. Considero que es imprescindible irrigar la garganta con regularidad para estimular la circulación que va a la garganta, lo cual diluye la mucosidad y reduce el goteo posnasal.

3. Literalmente «lava» la rinitis alérgica. Hay un estudio que

---

* Se pueden adquirir los productos del Dr. Grossan, incluido el irrigador Hydro Pulse®, en su sitio web comercial www.hydromedonline.com.

muestra que las personas que sufren alergia al polen y que utilizan la irrigación pulsátil con frecuencia consiguen rebajar los niveles de inmunoglobulina E (IgE) en la nariz y en el flujo sanguíneo, por lo que se reduce la inflamación de la mucosa nasal.[2] En algunos casos, sorprendentemente llegan incluso a dejar la medicación para la alergia.

El suero fisiológico contiene sal y agua. Debe ser isotónica, lo cual quiere decir que debe tener la misma proporción de sal que su organismo para que no irrite las fosas nasales. También puede ser hipertónica (es decir, con una mayor concentración de sal en la solución que en el organismo), con lo que resulta ser beneficiosa en caso de que las membranas sinusales estén inflamadas y retengan más fluidos, ya que se cree que la sal los elimina. No obstante, en exceso, podría aumentar la sequedad en una nariz vacía, la cual ya está seca de por sí.

Yo he optado por usar la solución nasal hidratante para irrigaciones Breathe-ease® (de Hydro Med Inc.) en mis irrigaciones porque no contiene conservantes y me calma los senos paranasales. Contiene muchas de las sales naturales del cuerpo, entre ellas, cloruro cálcico, cloruro de potasio, cloruro de sodio y xilitol (un azúcar que previene que las bacterias y los hongos se adhieran al revestimiento mucoso).

Si opta por hacer su propia solución de suero fisiológico iso-tónico, compre bicarbonato sódico y sal kósher o para salmuera (ya que no contienen conservantes como cloruro de benzalconio, mercurio, sílice o yodo). Se deben evitar los conservantes porque pueden irritar el delicado tejido nasal si se aplican con frecuencia. Ponga 1 cucharita (5 g) de sal a 500 ml de agua templada. Luego, añada la mitad de bicarbonato sódico que de sal para reducir la sensación de escozor de la sal (según algunas personas con el SNV, al añadir la misma cantidad de bicarbonato sódico que de sal reducen aún más dicha sensación o la eliminan por completo). También se puede mezclar el bicarbonato con la sal antes de añadirlos al agua.

Preservativos que evitar en los sueros fisiológicos

1. Cloruro de benzalconio

2. Mercurio

3. Sílice

4. Yodo

Cómo irrigar con Hydro Pulse® del Dr. Grossan

Primero, caliente el agua en el microondas hasta que quede como mínimo un poco templada. Luego, siga las instrucciones y añada una cucharadita (5 g) de la solución Breath-ease® o su propia solución de suero fisiológico hasta alcanzar los 500 ml de agua. A continuación, ponga estos ingredientes en su irrigador Hydro Pulse® del Dr. Grossan e incline la cabeza (pero no de lado) hacia el lavabo. El chorro que salga debe tener una altura de 2,5 cm. Ponga el extremo que se coloca en la nariz en la punta de esta y apunte para que el chorro se dirija a las aperturas de los senos paranasales, y no a la pared lateral ni el tabique nasal. Lo ideal es irrigar ambas fosas con 250 ml cada una para que se limpien por igual. Para la irrigación de garganta, se prepara igual, pero se coloca en este caso la punta que es para usar en la garganta en la parte trasera de la lengua y se riega ambos lados con 250 ml. Además, deberá seguir las instrucciones para una limpieza semanal que se incluyen en el irrigador Hydro Pulse®.

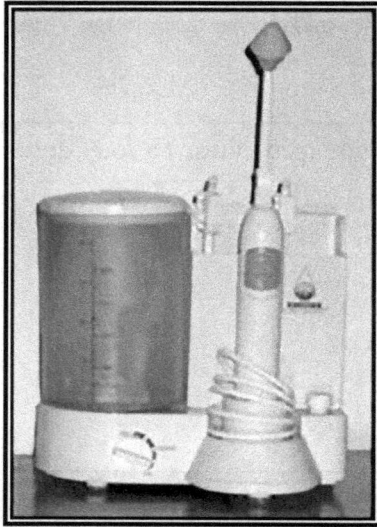

Figura 12. El Hydro Pulse® del Dr. Grossan

Aerosoles nasales

Las pulverizaciones nasales que se aplican con frecuencia son un mecanismo importante para irrigar la nariz a lo largo del día, con lo que puede ser beneficioso para las personas con alguna condición en los senos paranasales. Los aerosoles nasales proporcionan una forma rápida y sencilla de mejorar la hidratación de la nariz, además diluyen la mucosidad y se pueden usar cuanto se necesite. Forma parte de mi rutina para tratar mi SNV, y por eso siempre tengo uno en mi bolsillo. Lo utilizo una vez cada hora más o menos. El mismo principio de la irrigación con suero fisiológico se aplica a los aerosoles nasales: hay que cerciorarse de que se use un aerosol que no contenga ningún conservante dañino como, por ejemplo, el cloruro de benzalconio.

En mi opinión, la utilización de la solución de irrigación hidratante para la nariz Breathe-ease® XL, que viene con un frasco de aerosol de 28 ml, el cual se puede rellenar, es una forma económica y cómoda de mantener la hidratación nasal. Para crear una mezcla para el aerosol, añada ¼ de una cucharilla de la solución Breathe-ease® XL a 113 ml de agua, mezcle y ponga la mezcla en el frasco de aerosol. Y ya se puede pulverizar tantas veces como desee. Un frasco recargable de aerosol de Breathe-ease® XL puede durar más de 80 semanas. No obstante, es importante cambiar el contenido del frasco al menos cada siete días, ya que esta solución no tiene conservantes.

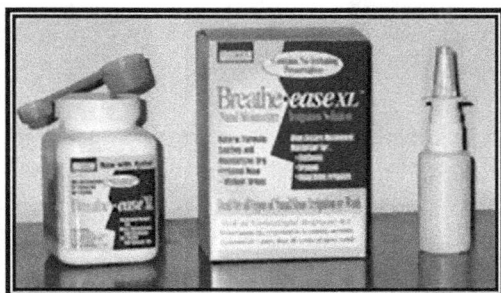

Figura 13. Solución de irrigación y frasco de aerosol Breathe-ease® XL

No me cabe duda de que se seguirán desarrollando otros aerosoles nasales que ofrezcan alivio sintomático de los problemas nasales y sinusales. Por ejemplo, he probado otro aerosol nasal llamado Xlear®, que es suero fisiológico puro con xilitol y extracto de semillas de uvas. Este aerosol es calmante y tiene un sabor ligeramente dulce; se puede comprar en establecimientos de alimentación natural locales.

Geles nasales

Igualmente, los geles nasales también proporcionan una mejora de la hidratación de la nariz en personas con problemas sinusales, alérgicos, de goteo posnasal o que sufran el SNV; y sus efectos perduran más tiempo que con los aerosoles nasales (lo cual puede ser de utilidad, sobre todo, antes de acostarse). Un requisito en el caso de los geles nasales que se debe tener en cuenta es que deben ser hidrosolubles, es decir, que se puedan disolver en agua. El motivo es que un gel que no se pueda disolver en agua podría dañar los pulmones. Un gel que he usado es el gel hidratante para la nariz Breathe-ease® XL, el cual se puede aplicar directamente dentro de las fosas para luego cerrarlas y de esa forma extender el gel. Originariamente se desarrolló para personas que se marean cuando vuelan, ya que hidrata a nivel nasal y celular, lo cual es perfecto para el aire seco de los vuelos.

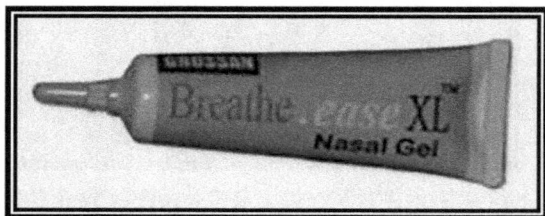

Figura 14. Gel hidratante para la nariz Breathe-ease® XL

Otro gel nasal hidrosoluble es el gel nasal de suero fisiológico Ayr®, el cual proporciona una hidratación duradera sin conservantes dañinos como, por ejemplo el cloruro de benzalconio. Viene en un tubo y se puede adquirir en las farmacias.

Aceites nasales

Los aceites nasales son beneficiosos para lubricar fosas nasales secas durante muchas horas, a la vez que preserva la función ciliar. Además, aclaran las fosas nasales y alivian la congestión nasal. No son una alternativa a los lavados de los senos paranasales mediante la irrigación o los aerosoles nasales, sino que suponen una ayuda adicional.

Hay dos aceites nasales comunes, que son el hidratante nasal Ponaris® (disponible en farmacias) y el aerosol nasal Nozoil® (disponible en internet). En mi experiencia con estos productos, Ponaris® me ha dejado un regusto amentolado y tiene un aspecto sucio. Por el contrario, Nozoil®, es aceite de sésamo puro, y es un aerosol, por lo general, limpio.

Una advertencia sobre los aceites nasales: es importante tener presente que estos aerosoles son aceites, por lo que son espesos o viscosos. Los productos que aplicamos en la nariz pueden acabar llegando a las vías respiratorias bronquiales. Por consiguiente, el uso a largo plazo de estos aceites podrían provocar problemas en las vías respiratorias, lo cual, a su vez, podría causar una neumonía, así que se debe tener cuidado.

Remedios médicos

Irrigación con antibióticos

Cuando se usan los antibióticos correctamente, es decir, con la dosis y la duración correctas, resultan una forma segura y efectiva de liminar las infecciones bacterianas. Se pueden administrar de distintas maneras, entre ellas, por vía oral, intravenosa o tópica.

Puede que sean necesarios para tratar una infección, con lo que salvan vidas. Debe consultar a su médico para que le oriente sobre cuál es el antibiótico más adecuado para su situación específica, ya que no debe añadir antibióticos en una irrigación sin que haya una infección ni sin que se lo prescriba su médico.

Como ya he dicho, fue el Dr. Davidson quien me presentó la idea de añadir antibióticos a las soluciones de suero fisiológico para irrigaciones destinadas a tratar una infección. He utilizado sobre todo esta forma de administrar los antibióticos porque entran en contacto directo con las bacterias, con lo que se evitan los efectos secundarios de los antibióticos sistémicos. Al igual que con cualquier otro antibiótico, se deben seguir las órdenes y las prescripciones de su médico.

Guía del Dr. Grossan para añadir antibióticos a la irrigación

1. Añada 5 gramos de sal en el cuenco de Hydro Pulse®.

2. Añada 500 ml de agua caliente y mezcle.

3. El chorro debe ser de unos 2,5 cm de altura.

4. Irrigue las fosas nasales con 300 ml (unos 150 ml en cada lado) para diluir la mucosidad.

5. Cuando termine, aclárese con cuidado la nariz.

Después de utilizar 300 ml, siga estas instrucciones:

Añada a los 200 ml restantes la medicación, que puede ser 40 mg de gentamycin®; o tobramycin®, sobre todo en caso de padecer fibrosis quística; medio tubo de bactroban®; o, en el caso de que haya una relación entre la rinosinusitis y los hongos, un medicamento antimicótico.

1. Irrigue unos 100 ml en cada fosa hasta vaciar.

2. Siéntese sin moverse durante 10 minutos en el lavabo. No se suene la nariz.

3. Después, siéntese sin moverse otros 10 minutos para que la solución permanezca más tiempo y no se suene la nariz durante dos horas para evitar que el medicamento entre en las orejas por las trompas de Eustaquio.

Guaifenesina

La guaifenesina es un medicamento sin contraindicaciones que se vende sin receta y que me ha ayudado a diluir la mucosidad en las fosas nasales, por lo que puede resultar beneficiosa para todas aquellas personas que sufran de problemas sinusales, alérgicos y de goteo posnasal. Es un mucolítico, lo que quiere decir que diluye la mucosidad mediante el aumento de la proporción de agua en esta. No se sabe cómo funciona exactamente, aunque es posible que relaje los músculos, con lo que reduce el estrés y diluye, así, la mucosidad.[3] Es un fármaco sistémico. En mi caso, me ha resultado más efectiva la marca Mucinex® de liberación prolongada (que viene en pastillas de 600 mg, con una dosis máxima de 2.400 mg al día) que las marcas genéricas de guaifenesina (las cuales vienen en pastillas de liberación inmediata en dosis de 400mg); lo más probable es que el motivo se deba a larga duración de sus efectos.

Pastillas para chupar de zinc

Las pastillas para chupar de zinc tienen altas cantidades de antioxidantes y mejoran la resistencia ante infecciones, por lo que pueden resultar beneficiosas para todas aquellas personas con problemas sinusales, alérgicos, de goteo posnasal o que sufran el SNV. Según unos estudios, si se toman pastillas para chupar de zinc al principio de un resfriado, la gravedad y la duración de este son menores. En mi caso, es cierto y he podido observar que me recubren la garganta cuando está irritada. Sin embargo, hay que evitar altas dosis de zinc, ya que podría resultar tóxico e inhibirían la función del sistema inmunitario.

Se debe tener cuidado con otras formas en las que se puede tomar el zinc, como los aerosoles nasales, o torundas o hisopos impregnados, ya que han sido asociados a la anosmia, lo cual ha dado lugar a demandas en el 2006.[4] Cuando se pulveriza el zinc directamente en la nariz en concentraciones relativamente altas, puede producir quemaduras y la destrucción del epitelio olfativo, es decir, las células nerviosas que tienen la función del olfato. Hay casos en los que se ha perdido el sentido olfativo de forma permanente como resultado de su uso. Se debe tener en cuenta que si hay alguna probabilidad de que se produzcan irritación o daños nasales, en el caso del SNV la nariz es más sensible que una sana.

Vacunas de alergias

Recomiendo mucho las vacunas contra la alergia, a las cuales se las conoce también como inmunoterapia, cuando se padezca una alergia, independientemente de si se sufre el SNV o no. Como paciente de este síndrome que además sufre rinitis alérgica, estas vacunas me han sido de ayuda a la hora de mejorar la salud de mi nariz y el funcionamiento del aclaramiento mucociliar. Por lo general, no veo el momento de ponérmelas.

Después de que un alergólogo realice una serie de pruebas para determinar qué alérgenos me provocan una respuesta alérgica (p. ej., césped, polen, polvo, moho o descamaciones animales), se administran las vacunas para la alergia en dosis cada vez más concentradas cada semana, cada dos semanas, cada tres semanas o cada mes. Ofrecen una protección de larga duración contra las alergias reduciendo los niveles de inmunoglobulina E (IgE) mediante la producción de otro anticuerpo que se conoce como la inmunoglobulina G (IgG) bloqueadora.

Además, se ha demostrado que este tratamiento reduce el tiempo necesario para el transporte mucociliar tras un año de administración según un estudio en el que el Dr. Houser era uno de los investigadores.[5] Para determinarlo, se comprobó cuánto tiempo necesitaba la sacarina para pasar por las vías nasales.

Antihistamínicos

Los antihistamínicos o pastillas para la alergia pueden secar la nariz aún más, aunque creo a partir de mi experiencia, que pueden ser de ayuda cuando una persona que sufra el SNV tenga alguna alergia. Funcionan evitando que la histamina (una sustancia bioquímica que se libera durante las respuestas del sistema inmunitario) se fije a su receptor. Es decir, impiden que tenga lugar una respuesta alérgica. Utilizo unas gotas oftálmicas lubricantes para contrarrestar los efectos que producen los antihistamínicos cada día, ya que estos u otros elementos que produzcan sequedad pueden resecar los ojos.

Tres vacunas

1. La vacuna contra la neumonía reduce las bacterias de los pulmones. No se debe administrar más de una vez cada cinco años. Es un tratamiento sencillo que proporciona protección en los casos de personas con problemas sinusales, alérgicos, de goteo posnasal o que sufran el SNV, y que estén tratando de curar una infección.

2. La vacuna contra la gripe, que se administra cada año (por lo general, en otoño) también ayuda a combatir infecciones y a prevenir la gripe. Se trata de una enfermedad respiratoria causada por los virus de influenza que puede causar otros problemas médicos como neumonía, sinusitis y otitis.

3. La vacuna para Haemophilus influenzae del tipo B (HiB) puede igualmente beneficiar a las personas que padecen el SNV. Las enfermedades causadas por H. influenzae causan neumonía, inflamación de la garganta y, en casos más extremos, meningitis bacteriana, que se produce cuando las bacterias llegan a la médula espinal o el cerebro. Aunque los niños mayores de cinco años y los adultos no suelen necesitar una vacuna contra HiB, cuando se tratan de personas con un estado de salud especial como, por ejemplo, es un tratamiento que hay que tener en cuenta cuando se tenga un sistema inmunitario debilitado, como es el caso de algunas personas que sufren el SNV.

Descongestionantes

Los descongestionantes dejan la nariz más seca aún en el caso del SNV. Así que cuando se tomen estos fármacos, se debe consultar al médico.

Los descongestionantes estrechan los vasos sanguíneos de la nariz. Aunque son beneficiosos para las infecciones de las vías respiratorias altas, como los resfriados, uno de los efectos secundarios que he podido observar es que me aceleran el ritmo cardiaco. Por todo ello, se deben usar con mucha cautela si se sufre hipertensión. Además, su uso prolongado está contraindicado por los posibles efectos secundarios que producen sus propiedades estimulantes en el corazón.

Antiinflamatorios

Los antiinflamatorios reducen la inflamación de las membranas nasales y sinusales. Por ese motivo, son beneficiosos para personas con problemas sinusales, alérgicos, de goteo posnasal o que sufran el SNV, ya que todos estos casos muestran una infección. Los aerosoles con corticosteroides son un ejemplo de fármacos anti-inflamatorios que pueden ser de utilidad y que no dañan la mucosa nasal, sobre todo, en dosis bajas. Aunque a veces tienen conserv-antes como el cloruro de benzalconio, se suelen administrar en pequeñas cantidades, normalmente, una sola vez al día.

Hay quienes recomiendan algunos antiinflamatorios natur-ales para reducir la inflamación sin que provoque sequedad. Uno de ellos es el Dr. Grossan, que aconseja tomar bromelaína (la enzima de la piña) con el estómago vacío para diluir la mucosidad. Tres estudios de los sesenta y uno más reciente han demostrado que la bromelaína mejora los síntomas de la sinusitis.[6-9]

La quercetina junto con la bromelaína es otra alternativa que me ha sido de ayuda, al igual que puede serlo para personas con el SNV o con rinitis alérgica, ya que reduce la inflamación y es beneficiosa para el sistema inmunitario.

Otros remedios naturales son Colostrum®, el aceite de lino, Chlorella Growth Factor® y fármacos antiinflamatorios no esteroideos (AINE). No obstante, todos pertenecen a la medicina alternativa, con lo que no han sido evaluados por la agencia estadounidense encargada de la regulación de alimentos y medicamentos Food and Drug Administration (FDA), así que se pueden comercializar siempre que no realicen afirmaciones científicas que no hayan sido probadas. Si desea obtener información objetiva sobre productos a base de plantas, visite el sitio web de American Herbal Products Association (AHPA) en www.ahpa.org.

Remedios dietéticos

Beber mucho líquido

La mejor bebida que hay para quienes padecen una sinusitis, una rinitis alérgica, goteo posnasal o del SNV es, en mi opinión, el agua. Está considerada el disolvente universal porque disuelve más sustancias que ningún otro líquido. Así pues, también hace las veces de mucolítico, ya que diluye la mucosidad al aumentar su proporción de agua. De esta forma, es más fácil drenarla. Quienes sufren una infección de los senos paranasales o del pecho, no suelen beber suficiente líquido, cuando tan solo ocho vasos de agua les podrían ayudar muchísimo a eliminar las toxinas de su organismo y mejorar su estado de salud. El agua templada tiene un beneficio añadido, puesto que alivia la garganta. Y, al contrario, el agua fría «congela» o ralentiza los cilios, con lo que es preferible evitarla.

Aparte del agua, algunos zumos, como el de naranja o el de la uva tinta, son beneficiosos para los senos paranasales, ya que no solo tienen propiedades mucolíticas, sino que además tienen un alto contenido de vitamina C, por lo que refuerzan el sistema inmunitario. No obstante, los padres deben tener presente que si se bebe zumo en exceso, puede quitar el apetito antes de comer, ya que contienen mucho azúcar, lo que evitaría que los niños tomen otros nutrientes.

Para tratar mi SNV, me llevo cada día dos botellas pequeñas de 350 ml (de agua u otro líquido) al trabajo. Si no bebo al menos 350 ml de agua (o de otro líquido) a lo largo del día, empiezo a sufrir un grave goteo posnasal y la voz se me vuelve más áspera. En mi caso, beber agua es fundamental para fomentar el paso de la mucosidad.

Té con limón y miel

Según Dr. Grossan, tomar té con miel y limón es la mejor forma de diluir la mucosidad.[10] Recomienda tomar 8 tazas de té al día mientras se esté resfriado o se sufra alguna enfermedad sinusal como, por ejemplo el goteo posnasal.[11] El té, tanto el verde como el negro, contiene una sustancia química denominada galato de epigalocatequina (EGCG), la cual bloquea las repuestas alérgicas a la vez que estimula el funcionamiento de los cilios.

En mi experiencia, el té verde me ha venido especialmente bien y me ha proporcionado un gran alivio. Además es un potente antioxidante. Algunos tés contienen cafeína, aunque no todos. Se debe evitar tomar los que tiene cafeína por la noche para que no quite el sueño y para que no altere ciclo del sueño.

Caldo de pollo

Debido a que diluye la mucosidad, se trata de otro gran remedio natural beneficioso para personas con problemas sinusales, alérgicos, de goteo posnasal o que sufran el SNV. El pollo contiene un aminoácido denominado cisteína, cuya composición es similar a la acetilcisteína, un fármaco que se utiliza para tratar afecciones respiratorias como la bronquitis. El pollo, cuando se toma en un caldo, diluye la mucosidad, lo cual, a su vez, favorece que los cilios nasales y bronquiales se muevan más rápidamente; y además mejora las defensas del organismo ante infecciones.

Vitaminas (sobre todo, A y D)

En general, las vitaminas son una opción segura y beneficiosa para cualquier persona con problemas sinusales, ya que la dietas de los estadounidenses, entre los que los índices de obesidad están aumentando, suelen tener carencias nutricionales. Todos los días me tomo un multivitamínico para cuidar mi salud. Otras enfermedades nasales, como la rinitis atrófica, están asociadas a una deficiencia de la vitamina A. Tanto esta vitamina como la D promueven la producción de mucosidad, lo cual mejora la hidratación de quienes sufren el SNV y tienen la nariz seca.

Consideraciones dietéticas

En general, las verduras de hojas verdes, la fruta fresca y los alimentos ricos en proteínas son beneficiosos para personas con problemas sinusales, alérgicos, de goteo posnasal o que sufran el SNV debido a sus propiedades nutricionales. Y al revés, los productos con cafeína como, el chocolate, el café y algunos refrescos pueden aumentar la sequedad, por lo que es aconsejable evitarlos, sobre todo, por la noche, para que no altere el sueño.

Pese a que el alcohol provoca somnolencia, está demostrado que afecta negativamente los ciclos de sueño.

No se recomienda fumar, ya que no solo es perjudicial para los pulmones, sino que además exacerban los problemas respiratorios que ya se sufren con el SNV.

Hay otro aspecto que se debe tener en cuenta en el caso de las personas con el SNV, y son las alergias a ciertos alimentos, que son más frecuentes entre niños que entre adultos, aunque son menos comunes que las alergias a factores medioambientales. Los alérgenos alimentarios son proteínas que contienen los alimentos y que no se descomponen ni al cocinarlos ni con los ácidos estomacales durante la digestión. Debido a esto, llegan desde la pared gastrointestinal al torrente sanguíneo, y de ahí a varios órganos causando así una reacción alérgica.

Los alérgenos alimentarios se suelen encontrar en el marisco, los cacahuetes, el pescado y los huevos en el caso de adultos. Y en leche, huevos y cacahuetes sobre todo en el caso de niños. Cuando un adulto sufre reacciones alérgicas a algún alimento, normalmente es para toda la vida, mientras que a veces desaparecen en el caso de los niños cuando crecen.

Productos a evitar

- Productos con cafeína

  - Chocolate

  - Café

  - Algunos refrescos

- Alcohol

- Humo de Tabaco

Alimentos beneficiosos para unos senos paranasales sanos

- **Verduras:** brócoli, lechuga, espinacas, zanahorias, coliflor y patatas. Estas verduras tienen muchos nutrientes. Conservan sus propiedades nutritivas si se comen crudas o al vapor.

- **Fruta fresca:** piñas, plátanos, manzanas, peras, naranjas, uvas y kiwi.

- **Comida picante:** chile. Despejan los senos paranasales momentáneamente, si es que se puede tolerar el pique.

- **Productos derivados de cereales:** arroz y avena. Facilitan la digestión. Las personas con el SNV se pueden sentir en ocasiones ansiosos, lo que puede irritar el intestino.

- **Productos ricos en proteínas:** carne, leche, pescado y queso. Son beneficiosos sobre todo cuando se sufre una infección, ya que promueven la reparación celular y de tejidos, y mejoran el funcionamiento del sistema inmunitario.

Remedios ambientales

Consideraciones ambientales

El moho y los ácaros son los dos principales tipos de alérgenos que se pueden encontrar en cualquier lugar, sobre todo, en casa. Para mejorar la calidad del aire que respiramos, se debe limpiar la casa con frecuencia barriéndola, pasando la aspiradora o haciendo la colada. A mí me ha ayudado a respirar mejor. Igualmente, sirven de ayuda los purificadores de aire y las fundas de almohadas antiácaros.

Humidificador

Quienes padecen el SNV también pueden sentir mejoría con un humidificador, ya que aumenta el nivel de humedad en el aire, lo que fomenta la hidratación de las fosas nasales. Igualmente, puede ser muy beneficioso para personas con problemas sinusales, alérgicos y con goteo posnasal. En los meses de invierno en Nueva York, el ambiente se reseca, así que utilizo un humidificador sobre todo en esa época del año. La humedad en interiores debe rondar los 40-50%. Para conocer el nivel de humedad, se necesita un higrómetro. Cuando se supera el 50% de humedad, aparecen esporas de moho y ácaros, algo que se debe evitar. En los meses más cálidos y húmedos del año, la humedad en el exterior suele superar el 50%, así que no es necesario usarlo.

Además, se deben seguir las instrucciones del fabricante al limpiar el humidificador, ya que, de lo contrario, podría incrementar la aparición de bacterias y moho a la vez que los esparciría por el ambiente, y esto acabaría siendo muy perjudicial. Por fortuna, hay algunos humidificadores, como del tipo humidificador vaporizador, que disponen de funciones integradas de autolimpieza, por lo que no necesitan tanto mantenimiento.

Si desea humidificar el aire sin tenerse que comprar un humidificador, tan solo tiene que poner agua en una olla de aluminio de poca profundidad para que se evapore. Otra alternativa que requiere un menor mantenimiento para humidificar el aire, es el vaporizador, ya que hierve agua y apenas hay que limpiarlo.

Una higiene cuidada

Aunque pueda parecer una obviedad, no está nunca de más recalcar su importancia. Como ya hemos dicho, la incidencia de rinitis atrófica primaria es menor en los países occidentales gracias a los antibióticos y a una mejor higiene oral. No cabe duda de que una higiene cuidada es imprescindible para disfrutar de una buena salud. Hay tres actividades que son fundamentales para las personas con problemas sinusales, alérgicos, de goteo posnasal y el SNV, y que son limpiarse los dientes con cepillo e hilo dental, ducharse con agua templada y lavarse las manos.

Cuando se limpian los dientes con cepillo e hilo dental se previenen que se contraigan de infecciones bacterianas. Debido a que la nariz y la boca están tan próximas, se debe tratar de que no haya bacterias en ninguna de las dos. TheraBreath® cuenta con algunos productos que ayudan en este sentido y que están a la venta en www.therabreath.com. Entre ellos, están las pastas de dientes con una fórmula especial, un aerosol oral que disuelve los cálculos de las amígdalas (restos de bacterias situados en la parte posterior de la garganta) y una máquina Hydro Floss® que elimina la acumulación de sarro.

Las duchas calientes también son de ayuda, ya que el vapor es cálido y húmedo. Las personas con problemas sinusales, alérgicos y de goteo posnasal se benefician de esta humedad, porque fomenta el paso de la mucosidad; y en el caso de las personas con el SNV, porque hidratan las fosas nasales secas.

Además, también es importante lavarse las manos a menudo para evitar los virus y bacterias que producen enfermedades. Cuando se toca la comida, la cara o los ojos con las manos sucias, se aumentan las posibilidades de contraer una enfermedad debido a la transferencia de bacterias. Ni que decir tiene que es perjudicial para personas con problemas sinusales o con el SNV puesto que ya tienen el sistema inmunitario debilitado.

Principio 2. o: Mantener el flujo sanguíneo que va a la nariz estimulando el tejido de cornete restante

Principales estrategias

- ◆ Ejercicio físico
- ◆ Natación
- ◆ Compresas calientes
- ◆ Otros métodos:
    1. Acupuntura
    2. Biofeedback
    3. Técnicas de inversion

Hacer ejercicio

El ejercicio físico regular (unos treinta minutos al día, tres días a la semana) no solo aumenta el riego sanguíneo a los cornetes restantes en el caso de personas con el SNV, sino que además previe la depresión sea cual sea el problema sinusal que se tenga. Si se estimula el flujo sanguíneo que va al cerebro a la vez se aumentan los niveles de los inhibidores de la recaptación de serotonina, entonces se disminuyen las probabilidades de sufrir una depresión. Sin embargo, cuando el clima es frío, puede resultarles difícil a quienes tienen el SNV realizar ejercicio, ya que el aire frío irrita la nariz y los pulmones. En mi caso, se me irritaba la garganta y los bronquios después de correr en el exterior con un clima relativamente frío por debajo de los 13 °C. Así pues, se debe correr en un entorno con buena ventilación, como un gimnasio donde el aire no esté ni muy frío ni muy caliente. Algunas personas con este síntoma pueden correr largas distancias. De hecho, como ya dije en el capítulo tercero, recorrí una carrera a pie de 15 kilómetros en 2002 y 2006; y mi médico de familia me propuso que corriéramos una maratón de 42 kilómetros al año siguiente. Aunque pueda parecer toda una hazaña para una persona con el SNV, no tengo duda alguna de que se puede conseguir con entrenamiento y práctica.

Natación

No me apasiona especialmente nadar, pero sí sé en qué puede ayudar a las personas con el SNV. Por un lado, el agua aumenta la humedad del aire y, por otro, la natación aporta todos los beneficios propios del ejercicio físico que es. Además, puede servir como alternativa a alguien con este síndrome a la que le resulte difícil practicar ejercicios más duros como, por ejemplo, correr. No obstante, recomiendo utilizar tapones nasales, ya que las piscinas suelen tener cloro, el cual puede irritar la nariz al sumergirse en el agua.

Compresas calientes

En la tienda de productos para el hogar Bed, Bath and Beyond compré un Sinus Bed Buddy®. Se trata de una bolsita azul que se puede calentar en el microondas. Cuando se colocan compresas calientes en los senos, se mejora la circulación sanguínea de las personas con problemas sinusales y con el SNV. Igualmente mejora el riego sanguíneo poner las toallas calientes y húmedas en los senos.

Otros métodos para aumentar el flujo sanguíneo

A continuación, analizo otros tres métodos que mejoran el riego sanguíneo de los cornetes. Salvo en el caso de las técnicas de inversión, no he probado las otras dos opciones. Las incluyo en este libro porque hay personas con el SNV a las que les han resultado beneficiosas.

1. *Acupuntura* consiste en insertar finas agujas esterilizadas en los «meridianos» del cuerpo, y puede aliviar los dolores de cabeza y de la cara en el caso de personas con problemas sinusales y con el SNV. Se basa en una antigua creencia china de que la salud física y mental depende del flujo natural de energía que fluye por 14 canales, denominados meridianos. Se debe dejar en manos de un acupuntor esta técnica, ya que sería peligroso intentarlo uno mismo.

2. *Biofeedback* ha ayudado a personas con el SNV, ya que simplemente consiste en proporcionar información sobre qué debe hacer el cuerpo. El Dr. Grossan propone el siguiente ejemplo de biofeedback: mírese en el espejo y observe cómo se relaja el rostro. Cuando más vea que se relajan la cara y las mandíbulas, mayores son las

probabilidades de que lo haga correctamente debido a la información (en inglés «feedback») que está recibiendo.[11] Gracias al biofeedbak quienes tengan el SNV pueden aprender a relajarse y a respirar más cómodamente. Hay, por ejemplo, un estudio que ha demostrado que las personas asmáticas consiguen reducir la gravedad de su enfermedad y pasa a ser de moderada a leve gracias a esta técnica.[12]

3. ***Técnicas de inversión*** consisten en poner la cabeza por debajo del resto del cuerpo para aumentar el flujo sanguíneo que llega al cerebro y a la parte superior del cuerpo. Una forma de llevar a cabo una técnica de inversión es tumbándose en la cama con la cabeza hacia abajo por fuera del borde de la cama durante unos minutos. Sin embargo, se debe tener cuidado de que no haya demasiada presión en los ojos, los oídos o la nariz y de que no se practique demasiado tiempo (es decir, no más de unos minutos), ya que los vasos sanguíneos podrían romperse. Las personas con el SNV que han probado esta técnica, entre ellas yo, han descubierto que les ha ayudado a aumentar el flujo sanguíneo que va a los cornetes restantes, lo que supone un alivio temporal.

Principio 3. o: Relajarse

Principales estrategias

♦ Dormir
♦ Reducir el estrés

Dormir

Dormir suficiente una noche influye muchísimo en cómo se

encuentra mi nariz al día siguiente. Se recomienda a los adultos que duerman entre siete y nueve horas cada noche, con una media de ocho horas y cuarto. Mediante el sueño, el cuerpo se repone de forma natural y se mejora el estado de salud en el caso de las personas con problemas sinusales y con el SNV.

Debido a que cuando se sufre este síntoma, el sueño se ve alterado por la respiración, la utilización de una máquina para la presión positiva continua de las vías respiratorias (Continuous positive airway pressure, CPAP) con un humidificador incorporado, puede ayudar a mejorar la calidad del sueño. En este caso, se necesitaría la prescripción médica de un especialista en el trastorno del sueño.

Otra idea que podría ser de utilidad en este sentido es una cama reclinable eléctrica, ya que una ligera elevación de la parte superior del cuerpo facilita la respiración al haber menos presión en los pulmones que cuando se está tumbado boca arriba en la denominada posición supina. Aunque a algunos les puede bastar una simple almohada para conseguir esa elevación, una cama reclinable puede ser mejor, ya que no conlleva el riesgo de causar tortícolis.

Reducir el estrés

La sociedad en la que vivimos provoca altos niveles de estrés debido a las numerosas exigencias y expectativas que tenemos. El estrés puede afectar negativamente a la salud nasal al aumentar las infecciones sinusales. En mi caso, los senos paranasales mejoran y sufren una menor inflamación cuando estoy relajado. Justo lo contrario de lo que ocurre cuando me siento muy estresado. Pese a que cada uno alivia el estrés de distintas formas, para reducirlo se puede, por ejemplo, participar en actividades entretenidas, tomarse unas vacaciones, practicar un deporte en compañía de un amigo o rezar. En definitiva, todo lo que le relaje o todo con lo que disfrute le puede servir de ayuda para disminuir su nivel de estrés.

Consejos para reducir el estrés

◆ Haga cosas con las que disfrute: escuchar música, tomarse una ducha caliente o leer una novela.

◆ Disfrute de un masaje, sobre todo si tiene los músculos tensos. Está demostrado que los masajes reducen el dolor, estimulan el sistema inmunitario y reducen la presión sanguínea.

◆ Rece. Tan solo unos minutos de meditación, bien en las primeras horas o al final del día, pueden tener un efecto rejuvenecedor y positivo para su salud.

◆ Tómese con humor las pequeñas cosas, ya que el buen humor es una forma de alejar las emociones negativas.

◆ Trate de mantener una actitud positiva. Recuerde que los sentimientos negativos como la ira, la ansiedad o la depresión pueden suponerle un gasto de su energía, mientras que unos pensamientos positivos y optimistas pueden estimular literalmente su sistema inmunitario.

Referencias del capítulo 9

1 ZITNER, A. «Sniffing at Empty Nose Idea». *Los Angeles Times.* 10 de mayo de 2001, p. A.1.

2 SUBIZA, J. «Inhibition of the seasonal Ige increase to dactylis glomerata by daily saline nasal – sinus irrigation during the grass pollen season». *Journal of Allergy and Clinical Immunology.* 1999, 101, p. 387.

3 MeSH Descriptor Data. Sitio web de National Library of Medicine, entrada de material médica: www.nlm.nih.gov/cgi/mesh/2k/MB_cgi?term=Guaiacol+glycerel+ether. [Consulta: 24/11/2006].

4 Leaving you senseless? Sitio web de ABC 15, KNXV TV, Phoenix: www.abc15.com/news/investigators/index_story.asp?did=33189 [Consulta: 11/07/2007]

5 CMEJREK, R.C., M.T. GUTMAN, A.J. TORRES, K.J. KEEN y S.M. HOUSER. «The effect of injection immunotherapy on mucociliary clearance in allergic patients». *Otolaryngology - Head and Neck Surgery.* 2005, 133, pp. 9-15.

6 KATAURA, A. «Treatment of chronic sinusitis by the combined use of proteinase p-741 (bromelain) and antibiotic (erythrocin)». *Jibiinkoka.* 1965, 37, pp. 381-385.

7 HINE, S. y N. TAMURA. «Clinical use of bromelain (ananase) in chronic rhinosinusitis». *Jibiinkoka.* 1966, 38, pp. 439-442.

8 KAGITOMI, T. y K. SHOZUKA. «Effect of bromelain in chronic sinusitis». *Jibiinkoka.* 1966, 38, pp. 433-437.

9 BRAUN, J.M., B. SCHNEIDER y H.J. BEUTH. «Therapeutic use, efficiency and safety of proteolytic pineapple enzyme Bromelain-POS in children with acute sinusitis in Germany». *In Vivo.* 2005, 19, pp. 417-421.

10 GROSSAN, M. Correspondencia personal. 1 de noviembre de 2006.

11 GROSSAN, M. How to be free of sinus disease –permanently!. Los Ángeles: Hydro Med, 2004.

12 Biofeedback helps asthmatics breathe easier. Página web sobre psicofisiología aplicada y biofeedback: www.aapb.org/i4a/pages/ index.cfm?pageid=3629 [Consulta: 8/04/2007].

Capítulo décimo

Opciones de tratamientos quirúrgicos

Si una persona que sufre el SNV tiene problemas para respirar o si no ha sido suficiente la mejoría que le han supuesto las técnicas no quirúrgicas expuestas anteriormente, entonces se pueden llevar a cabo dos enfoques quirúrgicos, que solo realizan unos pocos médicos en los Estados Unidos. Ambos consisten en estrechar las fosas nasales de dos formas: bien cerrando los orificios nasales, el denominado procedimiento de Young, o bien implantando biomateriales debajo de la membrana mucosa. De las dos, la segunda es la técnica más práctica con diferencia, además de ser la principal opción quirúrgica tratada en este capítulo.

La primera opción quirúrgica, es decir, el procedimiento de Young, consiste en el cierre bilateral de las fosas nasales para que no se siga atrofiando la mucosa nasal. Se debe realizar en intervalos de tres meses. Me cuesta imaginar cómo es pasar tres meses con las fosas cerradas. Recientemente se ha modificado este procedimiento de forma que cierra solo parcialmente la fosa para poder examinar el interior de la nariz. Aparte de las evidentes desventajas que tiene, unos de los resultados que consigue esta operación es que las costras nasales desaparecen tras seis meses del procedimiento y se aumenta la longitud de los cilios, aunque no la cantidad.[1] Es posible que si se utilizan a largo plazo tapones nasales, los cuales favorecen la hidratación en la nariz, se consiga el mismo resultado, aunque puede resultar incómodo llevarlos puestos debido a que son muy grandes y tienden a caerse.

Se pueden utilizar varios materiales en los implantes para reconstruir la nariz, que incluyen hueso, cartílago, músculo y grasa, al igual que materiales como, por ejemplo, Plasti-pore®, Goretex Dualmesh® y Alloderm®. El implante de estos materiales parece mucho más práctico y probablemente sea tan efectivo, si no más, que el procedimiento de Young.

Se lleva practicando desde hace más de cien años el implante submucoso de biomateriales que alivian los síntomas (dificultades respiratorias, sequedad nasal, trastorno del sueño y depresión) relacionados con la rinitis atrófica y el SNV. Debido a la naturaleza conservadora de las cirugías de los cornetes durante la primera mitad del siglo veinte, era más frecuente prescribir cirugías de implante para las rinitis atróficas primarias. Sin embargo, en la segunda mitad del siglo veinte, las cirugías de cornetes que se practicaron en los países occidentales se volvieron cada vez más agresivas a la vez que descendió la incidencia de rinitis atrófica primaria, por lo que las cirugías de implante eran indicadas más para los casos de SNV o de rinitis atrófica secundaria.

Wachsberger en 1934 afirmó que la cirugía de implante era «una opción poco popular sin justificación alguna» por 1) la etiología desconocida de la rinitis atrófica, 2) el miedo a que estos implantes produzcan la formación cicatrizal, por lo que hace que a los médicos les resulte más difícil aceptar que puede ayudar al paciente, y 3) la falta de familiaridad con los procedimientos quirúrgicos estándares de la rinitis atrófica primaria.[2]

Gersuny en 1900 fue el primer médico que puso implantes inyectando parafina (cera) debajo de la mucosa nasal.[3] El Dr. Cottle utilizó cartílago (del tabique nasal, las orejas o las costillas) y hueso trabecular para el implante del suelo nasal, de la pared lateral y el tabique nasal en la década de los 50. Afirmaba que esta técnica tenía «un valor excepcional» y destacaba los efectos altamente beneficiosos que aportaban los implantes en la salud nasal y el bienestar emocional de sus pacientes.[4] Recomendaba realizar esta técnica cada 10-20 meses durante entre 5 y 10 años hasta conseguir un beneficio óptimo para la nariz.

Aunque la idea de poner estos implantes era reducir la cantidad de aire que entra en la nariz, con lo que se disminuye la sequedad de la mucosa nasal y se aumentan las secreciones mucosas, el Dr. Cottle ofrecía una explicación más compleja. En su destacado artículo de 1958 «Nasal Atrophy, Atrophic Rhinitis, Ozena: Medical and Surgical Treatment» el Dr. Cottle apuntaba que, entre los beneficios más importantes de estos implantes, se encontraban una mayor resistencia al flujo de aire en la nariz, la cual aumenta el funcionamiento pulmonar, y que el flujo de aire en la nariz era más tranquilo, ordenado y rápido.[4] Afirmaba que si se repetía la cirugía, los síntomas desaparecían por completo en algunos pacientes, los cuales mostraban una considerable mejoría en su salud mental.

Durante los últimos años, un grupo de investigadores ha revelado que el uso de implantes obtiene unos relativos buenos resultados. Según Rice, la utilización de cemento de hidroxiapatita en un paciente fue exitosa; según Goldenberg, se consiguieron excelentes resultados con Plasti-pore® en 6 (de 8) pacientes; y Friedman, Ibrahim y Lee, junto a Moore y Kern, han señalado buenos resultados con Alloderm®.[5-7] Según Friedmand *et al.*, 5 (de 7) pacientes presentaron una mejora significativa con un implante de Alloderm® en los cornetes inferiores; y, por su lado, de acuerdo con Mendonca, Alves, Voegels y Butugan, 12 pacientes experimentaron una mejora de los síntomas al implantar cartílago, hueso y silicio en sus cornetes inferiores.[8] (Sin embargo, Mendonca *et al.* no observaron que los pacientes con rinitis atrófica en una fase inicial mostraran más mejora que aquellos que se encontraban en una fase más avanzada, conocida como ocena). Wang, Liu, Qu, Dong y Yang afirman que al utilizar ilion (un hueso de la pelvis) en 5 pacientes, obtuvieron como resultado una mejora de los síntomas, mientras que Papay, Eliachar y Risica han indicado que al usar músculo en el implante se consiguió una mejora similar.[9-11]

Sin embargo, estos investigadores admiten que solo han conseguido aliviar la gravedad de los síntomas, y la mayoría de ellos no presentan un seguimiento a largo plazo sobre la estabilidad de sus resultados más allá de unos años.

El Dr. Houser utiliza Alloderm® porque su tejido fibroso no requiere que el paciente done partes de su cuerpo. Alloderm® es de baja absorción y tiene reducidos índices de rechazo si durante la cirugía se aplica una técnica adecuada para estimular el crecimiento de los vasos sanguíneos en el implante.[12] De acuerdo con el Dr. Houser, al principio el implante de Alloderm® disminuye de tamaño un 10% tras su implante, al igual que le ocurre a un tejido seco y plegado cuando se humedece. No obstante, cuando los vasos sanguíneos crecen en su interior (un proceso que calcula que requiere al menos tres meses desde la cirugía), el tamaño del implante permanece estable.

Por otro lado, Cymetra® son trozos micronizados de Alloderm® mezclados con suero fisiológico que son inyectados para endurecerse con el paso del tiempo. Sin embargo, debido a que el efecto puede ser reducido cuando se expande, resulta muy complicado aplicar un implante formado exclusivamente de un gran volumen de Cymetra®, pero se puede utilizar para aumentar el tamaño en un implante que ya exista. De hecho, algunos pacientes han obtenido resultados beneficiosos al rematar los implantes de Alloderm® con Cymetra®. Se aplica Cymetra® en un procedimiento en la misma consulta, por lo que es menos costoso que una operación, aunque su resultado parece más bien mínimo. Aun así, es posible que tenga un efecto acumulativo más prolongado si se repite muchas veces con intervalos amplios entre cada inyección para que los vasos sanguíneos se incorporen correctamente y para que la mayoría no se vuelva tejido cicatrizal. Pese a todo, no se ha estudiado su estabilidad con respecto al tamaño de los implantes a lo largo del tiempo.

Por último, SIS® se ha utilizado principalmente para perforaciones del tabique nasal, pero no para tratar el SNV. Una de las dificultades que plantea el SIS®, como me demostró personalmente el Dr. Houser, es que es demasiado fino y frágil, por lo que se necesitan numerosas capas para conseguir un implante voluminoso. En consecuencia, Alloderm® es el implante preferido para el tratamiento del SNV.

Estos implantes mejoran la humedad nasal, regulan el calor, filtran el aire, redirigen el flujo de aire y restauran las sensaciones nasales normales. Según el Dr. Houser, el implante de Alloderm® ha sido implantado con éxito y sigue presentando resultados estables en el paciente con el implante de mayor antigüedad (4,5 años desde la cirugía).

Un implante de Alloderm® puede implantarse debajo de la submucosa en cualquier zona de la nariz, incluido el tabique nasal, el suelo nasal, la pared lateral y directamente en el cornete. Se coloca en la capa submucoperiostal o submucopericondrial (que es la membrana que separa la capa nasal submucosa del hueso o del cartílago respectivamente), en función de si se trata de la zona cartilaginosa de la zona anterior del tabique nasal o del esqueleto óseo del resto de la nariz y del tabique nasal.

Se suele implantar Alloderm® en el tabique nasal, enfrente de la dirección del tejido del cornete extraído. El único lugar para el implante con el fin de compensar un cornete medio extraído, por ejemplo, es el tabique nasal, enfrente del cuerpo principal resecado del cornete medio. El Dr. Houser no realiza implantes directamente en un cornete medio parcialmente resecado ya que es una estructura fina y delicada, lo que dificulta que se eleve una lámina y que se pueda insertar cualquier cosa, aunque el cornete conserve su tamaño completo. Sin embargo, un implante en el tabique nasal imita más o menos, aunque con gran efectividad, la forma y el tamaño del cornete resecado.

En algunos casos, resulta beneficioso realizar implantes en el suelo nasal, aunque como último recurso, para aumentar la resistencia nasal al flujo del aire y para dirigirlo hacia el tejido normal y los bulbos olfatorios, con lo que es probable que se aumente el sentido del olfato del paciente. El implante en el suelo nasal también complementa un implante en el tabique nasal, ya que permite que el tamaño total de los implantes sea mayor. En especial, las personas con el SNV-CI pueden beneficiarse del implante en el suelo nasal porque, como han demostrado algunos estudios, el flujo de aire tiende a permanecer en las zonas inferiores de la nariz en esos casos.

También queda la posibilidad de realizar un implante en la pared lateral de pacientes cuyos cornetes inferiores hayan sido extraídos en gran parte, justo debajo de la concha nasal del cornete resecado. Pero la capa submucosa de ese sitio es muy fina, por lo que resulta difícil manipularla. Y debido a que la mayoría de las resecciones de los cornetes inferiores son en el extremo anterior del cornete, muy cerca del conducto nasolacrimal, se debe tener especial cuidado de no dañarlo ni bloquearlo. Por este motivo, la mayoría de los investigadores no han tratado aún de realizar el implante en esta zona. Sin embargo, según Mendoca *et al.*, se han obtenido resultados positivos al realizar el implante ahí en pacientes que se quejaban de obstrucción nasal paradójica; y el Dr. Houser además cree que es la ubicación adecuada si el implante lo realiza un cirujano habilidoso. Tiene sentido que no se descarte este lugar para el implante, ya que de forma natural el cornete inferior se extiende horizontalmente a lo largo de la pared lateral.

Si queda una porción importante del cornete inferior, al menos el 40%, el Dr. Houser recomienda que se aumente con Alloderm®. Si no es el caso y queda una cantidad inferior, en su opinión, resultará más beneficioso realizar el implante en uno o más sitios de los previamente mencionados.

El Dr. Houser ha sido pionero en el método para implantar trozos recortados en forma de lanza de Alloderm® en cornetes inferiores resecados parcialmente con un mínimo del 40% de porción restante. La intención es aumentar el resto de tejido de cornete con Alloderm® para que recupere un tamaño y una forma normales.

Para más información y actualizaciones sobre los implantes, visite el sitio web del Dr. Houser www.metrohealth.org/physician/Steven-Houser-60046, en donde puede profundizar en una guía sobre los implantes. En la actualidad el Dr. Houser se encuentra llevando a cabo una investigación sobre la efectividad de los implantes de Alloderm® en sus pacientes, entre los que se incluye mi caso (se pueden comprobar las últimas actualizaciones con regularidad). Con suerte, conforme vaya creciendo la concienciación sobre los efectos debilitantes del SNV, más otorrinolaringólogos se interesarán en el diseño y colocación de implantes de forma que los cornetes extraídos pueden ser reconstruidos.

Al igual que todas las personas que sufren una enfermedad crónica, quienes padecen el SNV aguardan con esperanza a que aparezca una cura. Recientemente, el Dr. Stephen Badylak, un profesor de investigación en el Departamento de Cirugía y director del organismo Center for Pre-Clinical Tissue Engineering en McGowan Institute for Regenerative Medicine, utilizó vejiga porcina para regenerar la punta de un dedo ¡con resultados prometedores![13] En el plazo de seis semanas, se regeneraron el hueso, los vasos sanguíneos, los nervios, la piel y la uña. Las personas con el SNV esperamos que ocurra lo mismo en nuestros cornetes. Aunque el estudio es esperanzador, seguimos nuestra lucha haciendo uso de las mejores soluciones quirúrgicas a nuestra disposición, que en la actualidad es un implante de Alloderm®.

Referencias del capítulo 10

[1] YOUNG, A. «Closure of the nostril in atrophic rhinitis». Journal of *Laryngology and Otology*. 1971, 81, 515-524. ·

[2] WACHSBERGER, A. «New technic in surgical treatment of ozena». *Archives of Otolaryngology*. 1934, 19, 370-382.

[3] GERSUNY, R. «Ueber eine subcatane pothese». Ztschr.f.Heilk». 1900, 1, 199-204.

4 COTTLE, M.H. «Nasal atrophy, atrophic rhinitis, ozeana». *Journal of the International College of Surgeons.* 1958, 29, 472-484.

5 *SAUNDERS, W.H. «Atrophic rhinitis: results of surgical treatment ». Archives of Otolaryngology.* 1958, 68, 342-345.

6 RICE, D.H. «Rebuilding the inferior turbinate with hydroxyapatite cement». *Ear, Nose, and Throat Journal. 2000, 79, 276-277.*

7 GOLDENBERG, D., DANINO, J., NETZER, A., & JOACHIMS, H.Z. «Plastipore implants in the surgical treatment of atrophic rhinitis: Techniques and results». *Otolaryngology - Head and Neck Surgery.* 2000, 122, 794-797.

8 MOORE, E.J., & KERN, E.B. «Atrophic Rhinitis: A review of 242 cases». American Journal of Rhinology. 2001, 15, 355-361.

9 MENDONCA, M.L., ALVES, R.B.F, VOEGELS, R.L, SENNES, L.U., & BUTUGAN, O. «Atrophic Rhinitis: Surgical Treatment and Results». Paper presented at the meeting of the XVII European Rhinology Society and International Symposium on Infection and Allergy of the Nose. Viena, Austria. 1998.

10 WANG, Y., LIU, T., QU, Y., DONG, Z., & YANG, Z. «Empty nose syndrome». 2001. Zhonghua Er Bi Yan Hou Ke Zhi, 36, 203-205.

11 PAPAY, F.A., ELIACHAR, I., & RISICA, R. . « Fibromuscular temporalis graft implantation for rhinitis sicca». *Ear, Nose and Throat Journal.* 1991, 70, 381-384.

12 SCALFANI, A.P., ROMO, T.III, JACONO, A.A., MCCORMICK, S.A., CROCKER, R., y PARKER, A. «Evaluation of acellular dermal graft (AlloDerm) sheet for soft tissue augmentation: a 1-year follow-up of clinical observations and histological findings. *Archives of Facial and Plastic Surgery.* 2000, 2, 130-D.

13 *Make like a salamander.* Sitio web de University of Pittsburgh School of Medicine at: 222.pittmed.health.pitt.edu/Fall_2006/salamander.pdf

Capítulo undécimo

Conclusiones

Mal que me pese, no creo que el SNV vaya a desaparecer en la generación actual. Soy relativamente joven (en este momento mientras escribo este libro tengo 27 años) y espero vivir mucho tiempo. Sin embargo, como persona que sufre este síndrome, he aprendido a salir adelante, y mi estado ha mejorado. Me han resultado beneficiosas tanto las distintas técnicas para tratar mi condición como las cirugías de implante de Alloderm®. Ignoro qué parte de las funciones nasales podré recuperar, y no espero que tenga lugar ninguna cura a corto plazo. Pero, entre tanto, trato de hacer todo lo posible para mejorar mi situación y continuar aprendiendo de otros que se encuentran pasando el mismo calvario.

No hay motivo alguno para el SNV sea un problema en el mundo actual. Es un problema causado por una cirugía que se puede prevenir en el futuro si los otorrinolaringólogos y los cirujanos plásticos aplican técnicas quirúrgicas conservadoras y mejoradas cuando realicen operaciones en los cornetes. Guardo la esperanza de que los otorrinolaringólogos sigan desarrollando posibles soluciones quirúrgicas para reconstruir las narices de personas con este síndrome; y espero igualmente que los enfermos del SNV, por su parte, puedan utilizar distintas estrategias de tratamiento aquí analizadas para que les ayude a hacer frente a su enfermedad, y que compartan con los demás lo que funcione para ellos a través de este libro y de foros en línea. Deseo, además, que todos los que sufren de problemas sinusales, alérgicos o de goteo posnasal se sirvan de la información de este libro así como de los recursos de los apéndices, no solo para saber cómo prevenir o tratar sus síntomas sino también para aprender lecciones valiosas de enfermos del SNV (no solo lo que ocurre cuando una cirugía nasal sale mal, sino también las estrategias de tratamiento que pueden prevenir que se necesite una cirugía de los cornetes para empezar).

No es en absoluto tarea fácil superar el SNV. Resulta difícil gestionarlo y es muy complicado lidiar con esta enfermedad. La falta de conocimientos por parte de los médicos con respecto a esta enfermedad agrava el estrés de quienes lo padecen. Con suerte, a través de publicaciones como el artículo de investigación del Dr. Houser «Empty Nose Syndrome Associated with Middle Turbinate Resection», a través de un uso eficaz de sitios web para el síndrome de la nariz vacía y a través de los testimonios de pacientes, habrá una mayor concienciación del SNV.

Es fundamental para promover tratamientos que se concie a través de una mayor visibilidad del SNV. Un aumento de la concienciación ayudará a los enfermos de este síndrome de las siguientes formas, entre otras:

1. Los otorrinolaringólogos y los cirujanos plásticos serán más conscientes de este problema, con lo que emplearán procedimientos para la reducción de cornetes que disminuyan el volumen de las vías respiratorias nasales, a la vez que se cercioran por completo de que conservan la mucosa nasal. Si estos médicos son más cautos, en general, la incidencia del SNV, sea la que sea, podría descender (o desaparecer por completo) en el futuro.

2. Las personas con el SNV aprenderán de qué forma se pueden ayudar a sí mismas. La comprensión de los tratamientos que funcionan para este síndrome, del motivo por el que los enfermos del SNV sienten lo que sentimos y de las opciones quirúrgicas para la reconstrucción que están disponibles son todas formas de mejorar nuestras situaciones personales.

3. Al compartir historias con otros y al aumentar el entendimiento mutuo, las personas con el SNV promoverán tratamientos para su enfermedad. Una forma de hacerlo es compartiendo nuestros síntomas con los otorrinolaringólogos o los cirujanos plásticos. Uno de esos síntomas es la falta de aire. Si estos médicos encuentran el mismo problema repetidamente, comprenderán que es un problema real que se debe tomar en serio. Con suerte, es algo que ya está ocurriendo. Los enfermos del SNV pueden apoyarse entre ellos compartiendo sus historias con otros, como amigos, familiares e incluso los medios de comunicación (a través de la televisión o enviando cartas al editor de su periódico local). Debe resonar con fuerza y claridad el sufrimiento que conlleva el SNV; y no se debe dejar que caiga en el olvido para que no se repitan los mismos errores en el futuro.

Por último, le ruego que muestre su agradecimiento a los médicos que están trabajando para mejorar la enfermedad del SNV y para promover la concienciación sobre este problema. Los doctores Houser, Grossan, Tichenor y Kern, entre otros, son médicos a los que ya les debemos estar enormemente agradecidos. No me cabe duda de que de igual forma es posible que otros otorrinolaringólogos y cirujanos plásticos más cercanos a usted, el lector, estén trabajando para promover la causa del SNV y, por tanto, se les debe agradecer su labor.

Si hacemos un frente común tanto los enfermos del SNV, como otorrinolaringólogos, cirujanos plásticos, investigadores científicos, familiares y amigos, podremos unirnos en la lucha en nombre del SNV. Quienes sufrimos este síndrome podemos ser ciudadanos sanos y productivos que no tienen por qué estar cada vez más paralizados por esta afección, la cual es tan difícil lidiar. Se vislumbra un rayo de esperanza, y la ayuda ya viene de camino. Solo hay que buscarla para poder encontrarla. Que dios le bendiga.

Apéndice A: Glosario

Aceite nasal: Una sustancia viscosa como, por ejemplo, el aceite de sésamo, que puede lubricar la nariz y los senos paranasales.

Acupuntura: Una antigua práctica que utiliza agujas estériles que se insertan en lugares estratégicos para aliviar el dolor.

Aerosol nasal: Un aerosol que hidrata la nariz a la vez que diluye la mucosidad.

Alérgeno: Una sustancia como, por ejemplo, el polen, el polvo o el moho, la cual provoca una alergia.

Algodón: Se puede utilizar algodón impregnado de suero fisiológico para aumentar la resistencia nasal al flujo de aire, con lo que alivian temporalmente los síntomas del SNV.

Alloderm®: Tejido dérmico de origen cadavérico que se utiliza como implante de biomaterial en casos de síndrome de la nariz vacía.

Ansiedad: Nerviosismo

Antibióticos: Medicamento que destruye bacterias.

Antihistamínico: Una pastilla para la alergia cuyo funcionamiento consiste en evitar que las histaminas se fijen a un receptor.

Antiinflamatorio: Un medicamento que reduce la inflamación de las membranas mucosas.

Apnea del sueño: Suspensión de la respiración durante el sueño.

Aprosexia nasalis: Término utilizado para describir la dificultad para concentrarse.

Asma: Constricción reversible de las vías respiratoria, las cuales se inflaman y cubren con una cantidad excesiva de mucosidad.

Biofeedback: La recepción de información relacionada con las funciones corporales, la cual puede ayudar a relajar y a estimular las defensas naturales del cuerpo.

Bromelaína: Enzimas de la piña que mejoran los síntomas de la sinusitis.

Caldwell-Luc: También conocida como cirugía sinusal tradicional, es una técnica quirúrgica en la que se accede al seno maxilar por la parte superior de las encías.

Cilios: Millones de diminutos vellos que mueven la capa mucosa al batir a gran velocidad; los cilios sanos baten 16 veces por segundo.

Cirugía de los cornetes: Cualquier cirugía en la que se reduzca el tamaño de los cornetes.

Cirugía endoscópica funcional de los senos paranasales: Una operación en la se utiliza un endoscopio para examinar y cortar zonas dentro de los senos paranasales.

Cirugía láser: La utilización de un rayo láser para disminuir o quemar tejido.

Cirujano plástico: Médico especializado en cambiar quirúrgicamente el aspecto o la función del organismo de una persona. Al igual que los otorrinolaringólogos, pueden reducir y extraer cornetes.

Conducto nasolacrimal: El sistema de drenaje que drena de forma pasiva las lágrimas desde el ángulo medial del ojo hasta el meato inferior.

Cornete inferior: El cornete grande que dirige el flujo de aire y que además tiene una gran capacidad de contraerse y expandirse. Debido a su tamaño y ubicación dentro de la nariz, el cornete inferior suele ser con mayor frecuencia el cornete que provoca una obstrucción nasal.

Cornete medio: El cornete que se encuentra en la parte superior de la cavidad nasal entre los ojos.

Cornete superior: El cornete pequeño que se encuentra en la parte superior de la cavidad nasal, lejos del flujo principal de aire; contiene los nervios olfativos. Casi nunca se alteran los cornetes superiores durante las cirugías de cornetes.

Cornetes: Complejas estructuras óseas que están cubiertas de membrana mucosa, las cuales, entre otras funciones, dirigen, calientan, humedecen y filtran el aire. Desempeñan un papel indispensable en el acondicionamiento del aire cuando entra en la nariz. Se clasifican en inferiores, medios, superiores y, en ocasiones, supremos.

Costra: Moco seco.

CPAP: Abreviatura del inglés de «continuous positive airway pressure», que significa presión positiva continua de las vías respiratorias, que suele ser utilizado por pacientes que sufren apnea del sueño. Los enfermos del SNV pueden utilizar un CPAP con un humidificador incorporado.

Criocirugía: La congelación de tejido de los cornetes para reducir su tamaño.

Cymetra®: Trozos micronizados de Alloderm® que se pueden utilizar en inyección para aumentar el tamaño de un implante ya existente.

Depresión: Una profunda sensación de tristeza, a veces causada por impotencia aprendida o por la incapacidad de poder controlar las circunstancias de la vida.

Descongestivo: Medicamento para reducir la congestión mediante la constricción de los vasos sanguíneos.

Electrocauterio: La utilización de una corriente eléctrica para calentar el tejido y reducir el tamaño del cornete; es similar a la radiofrecuencia.

Endorfina: Un compuesto bioquímico natural que calma el dolor y que mejora el bienestar emocional.

Enfermedad por reflujo gastroesofágico (ERGE): Ocurre cuando los ácidos estomacales suben en lugar de ir hacia abajo.

Epitelio olfativo: La capa de mucosa de las células nerviosas cuya función es detectar los olores.

Estrés: Cambio o reacción del cuerpo ante actividades vitales. Hay dos tipos de estrés: distrés (estrés malo) y eustrés (estrés bueno).

Faringe: La garganta.

Flema: Mucosidad espesa, viscosa y fibrosa.

Fractura externa: Un procedimiento relativamente seguro que consiste en romper un hueso del cornete y luego aplicar presión para moverlo hacia la pared lateral o hacia un lado de la nariz.

Gel nasal: Una sustancia que se puede aplicar en el interior de las fosas nasales para mejorar la hidratación en la nariz.

Goteo posnasal: Término usado para indicar mucosidad espesa que se acumula en la parte posterior de la nariz y la parte más alta de la garganta.

Guaifenesina: Medicamento que diluye la mucosidad.

Hidrosoluble: Que se puede disolver en agua.

Histamina: Un componente bioquímico que forma parte de las respuestas del sistema inmunitario.

Iatrogénico: Causado directamente por un tratamiento médico. El SNV es una enfermedad iatrogénica ya que se deriva de una complicación quirúrgica.

Infección: La consecuencia de que bacterias, virus, moho u hongos infecten los tejidos corporales.

Inmunoterapia: También conocida como vacunas para la alergia. La inmunoterapia es un proceso en el que se aumentan progresivamente la dosis de las inyecciones para que el sistema inmunitario reaccione menos ante los alérgenos. Está demostrado que mejora el sistema de aclaramiento mucociliar.

Inyección de corticosteroides: Una inyección quirúrgica que disminuye el tamaño de los cornetes.

Irrigación de suero fisiológico: Otro término para una irrigación nasal.

Irrigación nasal: Lavado de la nariz y de los senos paranasales con suero fisiológico.

Irrigación pulsátil: Irrigación de la nariz y la garganta que se realiza mediante pulsaciones. Esa acción pulsátil estimula los cilios para moverse a su ritmo natural, a la vez que la irrigación por la garganta aumenta la circulación en su zona.

Laminar: Manera en la que entra el aire en la nariz, es decir, de forma ordenada, cuando no faltan los cornetes en la nariz.

Laringe: El órgano de la fonación.

Lavado: Práctica que consiste en limpiar o enjuagar.

Membrana mucosa: Tejidos ricos en glándulas que tienen una gran capacidad de producir mucosidad y que cubren la nariz, los senos paranasales, y las vías respiratorias y los tractos digestivos. Se le denomina de forma abreviada mucosa.

Microdesbridador: Un tubo hueco con una hoja de bisturí en un extremo y un dispositivo para la succión en el otro, que se suele utilizar en las cirugías para la reducción de cornetes.

Mucolítico: Un agente que desintegra o diluye la mucosidad al aumentar la porción de agua en el moco.

Mucosa nasal: Forma abreviada de membrana mucosa que se puede considerar el órgano de la nariz.

Mucosidad: Una sustancia que aumenta la hidratación dentro de la nariz y que proporciona una superficie en la que se atrapan partículas infecciosas. La mucosidad se compone de dos capas: una en fase sol (fina) y otra en fase gel (espesa). La fase gel atrapa las partículas, y toda la capa de mucosidad (sol, gel y partículas) es transportada por los cilios a la faringe, donde es tragada.

Nervios olfativos: Nervios que detectan los olores.

Obstrucción paradójica: Un síntoma que provoca desconcierto y que experimentan los enfermos del SNV. Consiste en la sensación de no poder respirar bien, falta de aire y asfixia parcial pese a tener las fosas nasales muy despejadas.

Otolaringólogo: Un sinónimo de otorrinolaringólogo.

Otorrinolaringólogo: Un médico especializado en el tratamiento de problemas de los oídos, la nariz y la garganta; en algunos casos realizan cirugías. También se les llama otolaringólogos.

Perforación del tabique nasal: Un orificio en el tabique nasal, que es la estructura que se encuentra en medio de la nariz.

Procedimiento de Young: Un posible tratamiento quirúrgico para tratar el SNV que conlleva cerrar el/los orificio/s nasal/es durante tres meses para regenerar el tejido nasal.

Radiofrecuencia: Una cirugía para la reducción de cornetes que utiliza calor para provocar la destrucción de tejido submucoso.

Resección submucosa: Procedimiento para la reducción de los cornetes que bien extrae parte del hueso del cornete inferior o bien tejido del espacio vascular debajo de la membrana mucosa.

Rinitis alérgica: Cuando los alérgenos del aire desencadenan una respuesta en el sistema inmunitario que consiste en la producción de inmunoglobina E (IgE), lo que a su vez provoca una inflamación de la mucosa nasal.

Rinitis atrófica: Un fase avanzada del síndrome de la nariz vacía que ha derivado en una atrofia de la mucosa y que suele venir acompañada de hedor, el cual es un mal olor procedente de la nariz.

Rinitis vasomotora: El principal síntoma es el moqueo de la nariz. Los nervios de la nariz que se encargan de las secreciones están más activos de lo normal, con lo que segregan constantemente mucosidad poco espesa.

Rinitis: Inflamación de la mucosa nasal.

Rinorrea: Moqueo grave de la nariz.

Senos etmoides: Dos pequeñas cavidades sinusales que se encuentran entre los ojos.

Senos maxilares: Dos cavidades amplias de los senos paranasales ubicadas debajo de los ojos y detrás de los pómulos.

Senos paranasales: Cavidades huecas en el cráneo y la cara que se componen de cuatro pares simétricos: maxilares, etmoidales, esfenoidales y frontales.

Septoplastia: Cirugía para corregir la desviación del tabique nasal.

Sibilante: Tipo de sonido similar a un silbido áspero que se produce en las vías respiratorias al respirar.

Síndrome de la nariz vacía (SNV): Complicación de una cirugía nasal provocada por la extracción excesiva de tejido de los cornetes.

Sinusitis: Inflamación de la mucosa de los senos paranasales.

SIS®: Biomaterial fino derivado del cerdo que se utiliza en algunos implantes, pero que no tiene suficiente grosor para tratar el SNV.

Sistema de aclaramiento mucociliar: El proceso en el que los cilios arrastran la capa de mucosidad que lleva las partículas infecciosas para dejarlas en la faringe de forma inocua. Desempeña un papel importantísimo para combatir infecciones y conseguir un funcionamiento sano de la nariz en general.

Sistema nervioso parasimpático: El sistema nervioso autónomo que relaja el cuerpo. Este sistema ralentiza el ritmo cardiaco, aumenta la actividad intestinal y glandular y relaja los músculos del tracto digestivo.

SNV-ambos: El subtipo del SNV en que se extraen una parte o la totalidad de los cornetes inferiores y medios.

SNV-CI: El subtipo del SNV en que se extraen una parte o la totalidad de los cornetes inferiores.

SNV-CM: El subtipo del SNV en que se extraen una parte o la totalidad de los cornetes medios.

TAC: Imágenes tridimensionales del cuerpo mediante rayos X, por ejemplo, de los senos paranasales.

Técnica de inversión: Consiste en mantener la cabeza a un nivel más bajo que el resto del cuerpo para que llegue más sangre a los cornetes, aunque se debe realizar con sumo cuidado.

Tejido cicatrizal: Tejido no funcional que vuelve a crecer en una herida.

Trompa de Eustaquio: Un tubo que conecta el oído medio con la faringe.

Turbinectomía parcial: Reducción de los cornetes unos dos tercios.

Turbinectomía total: Cirugía en la que se extraen los cornetes inferiores por completo, aunque suelen quedar unas puntas.

Turbinectomía: Cirugía en la que se extrae una parte o la totalidad de los cornetes.

Turbulento: La forma en que entra el aire por las fosas nasales cuando lo hace de forma desordenada (con demasiada lentitud y aleatoriedad), debido a la extracción de los cornetes inferiores, medios o ambos.

Vacuna: Medicamento que se administra para aumentar la inmunidad ante enfermedades infecciosas.

Apéndice B: Sitios web de interés

.www.ent-consult.com

El sitio web sobre el SNV del Dr. Grossan tiene un foro en el que se debaten algunos temas, entre ellos la irrigación con suero fisiológico y los problemas de los senos paranasales, el oído y la garganta. Igualmente, incluye una sección de preguntas frecuentes sobre temas relacionados con los senos paranasales. El propio Grossan responde a preguntas de pacientes de enfermedades sinusales que le envían a través de correos electrónicos a ENTconsult@aol.com. El Dr. Grossan tiene además un artículo sobre el síndrome de la nariz vacía, el cual, según el sitio web, ha «recibido más correos electrónicos que ninguna de sus otras páginas web».

www.metrohealth.org/physician/Steven-Houser-60046

El sitio web del Dr. Houser contiene información sobre una serie de temas que incluye, entre otros, la sinusitis, las alergias, las cirugías nasales y sinusales y el síndrome de la nariz vacía. Es especialmente interesante un tutorial en donde se explica el procedimiento de los implantes de Alloderm.®

http://care.american-rhinologic.org/empty_nose_syndrome

La American Rhinologic Society (ARS) ha consagrado un apartado en su web a diferentes patologías nasales y sinusales, incluyendo entre ellas al síndrome de la nariz vacía. Cabe destacar que por parte de la ARS se indican los tratamientos disponibles para el manejo del SNV, entre los que se señalan los implantes en el tejido remanente de los cornetes nasales para incrementar el tamaño de estos o el implante en el tabique nasal. Según indica la ARS, tales implantes han supuesto una mejoría parcial al reducir la turbulencia del flujo de aire nasal, que tiene lugar en la nariz de los pacientes con el SNV, pero no han logrado mejorar la funcionalidad de los cornetes nasales en aspectos tan importantes como la humectación o la protección inmunológica que proporcionan unos cornetes sanos. La ARS señala que elegir el tipo de implante es un asunto tan complejo que los cirujanos prefieren intentar en primer lugar materiales reabsorbibles tales como el ácido hialurónico, para ver si el paciente se beneficiaría de un implante permanente. Si ese es el caso, entonces se podría intentar un implante permanente de Alloderm® o Gore-Tex®. Se afirma en la web que muchos pacientes manifiestan que obtuvieron un beneficio modesto de ese tipo de implantes y que recientemente algunos centros médicos han comenzado a implementar una nueva terapia consistente en la combinación de factores de crecimiento y matriz extracelular.

www.usasinus.org/empty-nose-syndrome/

El US Institute for Advanced Sinus Care & Research es un centro pionero en el tratamiento del síndrome de la nariz vacía mediante infiltraciones de una combinación de plasma rico en factores de crecimiento y ACell®. Desde mediados del año 2014 a mediados de 2015 ha tratado a 132 pacientes de 17 países. 111 pacientes han indicado una mejoría en su sintomatología, 13 pacientes no se ha comunicado con el equipo médico para manifestar si han mejorado o no, 5 pacientes no han mejorado y 3 pacientes han manifestado que empeoraron tras el tratamiento. En US Institute for Advanced Sinus Care & Research han podido observar mediante endoscopia como el cornete ha crecido en al menos 20 pacientes. El equipo médico cree que cada infiltración proporciona beneficios acumulativos. Sobre todo, cree que este tratamiento está ayudando y funcionando en la mayoría de los pacientes. La fuente que se ha utilizado para informar sobre los resultados de la terapia con PRP más ACell® ha sido: guest.fr.yuku.com/topic/5875/July-2015-Update-PRPMatristem-Therapy-Advocacy-Efforts#.Vc4XX4skqoU.

www.youtube.com/channel/UCTWE2q_FQSwrh2Lp0O6wQwg/feed

En este canal de YouTube tendrá acceso a una compilación de videos que incluyen explicaciones sobre el SNV realizados por doctores, ejemplos des tratamientos intentados, testimonios de pacientes, videos donde se recoge información publicada sobre el SNV en los medios de comunicación pública y otros materiales de gran valor.

www.sinuses.com

El sitio web del Dr. Tichenor ha ganado numerosos premios por su extraordinario contenido. Ofrece una variada información sobre los síntomas y los tratamientos para la sinusitis. Además, hay una sección que incluye otras enfermedades sinusales, así como nuevas tecnologías para tratarlas. En la sección sobre poscirugía se analiza el síndrome de la nariz vacía.

www.pubmed.gov

Este sitio es un servicio de National Library of Medicine y National Institutes of Health. Incluye más de 16 millones de citas, algunas de la base bibliográfica médica MEDLINE y otras de algunas publicaciones de ciencias biológicas. Algunos artículos están completos.

www.mayoclinic.com

Este sitio web es un servicio de Mayo Clinic, de la que se ha afirmado que es la primera y mayor clínica sin ánimo de lucro que busca el tratamiento de todas las enfermedades complejas. Este sitio web ofrece numerosas herramientas sobre distintos temas de salud. Para las personas con el SNV resulta interesante una explicación sobre la irrigación de suero fisiológico.

www.webmd.com

Este sitio web está considerado el principal proveedor en línea de información sobre salud para consumidores, médicos, profesionales de la salud y los trabajadores.

Apéndice C: Respuestas del Dr. Houser a preguntas frecuentes

A continuación, se presentan las preguntas más frecuentes del SNV realizadas a través de www.emptynosesyndrome.org al Dr. Houser, quien las ha respondido en su totalidad. Se trata de una recopilación de preguntas de pacientes y de respuestas del Dr. Houser recuperadas del sitio web el 18 de mayo de 2007.

Pruebas para diagnosticar el SNV

¿Qué es una «prueba del algodón»?

La prueba del algodón consiste en colocar un algodón o trozo(s) de almohadilla cosmética previamente humedecida en la nariz, para comprobar si al bloquear el flujo de aire mejoran los síntomas. Una mejora sintomática es indicativa de que un implante en ese lugar sería beneficioso. Es probable que el implante aumente la resistencia del flujo, dirija el aire de una forma ordenada a la mucosa para mejorar la sensación en la nariz, mientras que, además, desvíe aire hacia una zona que haya mantenido una sensación más normal, es decir, una zona sobre la que no se haya practicado una operación o que se haya curado adecuadamente.

¿Los TAC guardan relación con los síntomas del SNV?

Un TAC muestra una visión general de la anatomía nasal y sinusal, y deja evidencia de si ha tenido lugar una resección. Además, puede mostrar

¿Cirugía nasal? ¡No caiga en las garras del síndrome de la nariz vacía!

infecciones y tumores, pero no puede ser la única guía para actuar sobre los cornetes, ya que los síntomas son de suma importancia. No existe un modelo nasal ideal al que se deban parecer todas las narices.

¿Es la prueba de la sacarina un buen indicador de los síntomas del SNV?

La prueba de la sacarina mide el aclaramiento mucociliar. Es lógico pensar que será bajo en un paciente del SNV con la nariz seca. El problema es que el tejido cicatrizal surgido a raíz de la cirugía puede impedir el flujo ciliar. Dicho esto, si la sacarina necesita mucho tiempo en pasar, no significa que el SNV sea la causa. Y al revés, si tarda poco, puede significar que el paciente está bien hidratado esa mañana.

Alloderm®, Cymetra® y cirugía para el SNV

¿Se encoje el Alloderm® con el paso del tiempo?

Cuando se implanta el Alloderm®, debe tener un tamaño mayor al deseado, es decir, debe exceder el tamaño para corregir el problema porque «se encoge» un poco a medida que el cuerpo asimila el tejido. Para poder hacerse una idea, si se pliega una hoja de un pañuelo de papel 20 veces (aunque pudiera parecer bastante grueso, no lo es tanto si se humedece, se compacta al igual que el Alloderm® doblado que se incorpora al cuerpo. Básicamente, todos los espacios de aire y los pliegues se suavizan y desaparecen a medida que el cuerpo asimila el implante. Una vez que el cuerpo lo incorpora, permanece con el mismo tamaño durante años. Y cuando esto ocurre, permanece en su sitio. En mi experiencia personal hasta la fecha de hoy, he visto que se mantiene 4,5 años. ¿Fluctúa su tamaño al principio de la cura? Sin lugar a dudas, ya que la inflamación provocada por la cirugía viene y se va. De acuerdo con Lifecell Corporation, se encoge en las zonas móviles, como es el caso de los labios; pero la nariz es estática. La nariz no está sometida al movimiento de los labios. Una vez que el implante se incorpora a la zona, se queda con el mismo tamaño durante años. El seguimiento más prolongado de esta cirugía que conozco es de 10 años de la mano del Dr. Dean Toriumi, el cual colocó un implante Alloderm® en el dorso de un paciente durante una rinoplastia y diez años después dicho paciente volvió para una revisión y el Alloderm® seguía en su sitio y funcional.

¿Ha observado alguna vez si Alloderm® encoje de tamaño y a qué puede deberse?

De todos los implantes que he realizado, solo he comprobado un caso en el que Alloderm® se haya encogido. Se trata de un paciente al que le realicé un implante hace cuatro años y medio para tratarle el SNV-CM y que sufría un dolor de origen nervioso. Traté de cubrir la zona dolorida con Alloderm® submucoso con relativo éxito. Cuando volvió a sentir dolor, el paciente tuvo que regresar a mi consulta.

El implante más reciente, que se trata de un implante amplio situado en el suelo posterior realizado hace ocho meses, parece haber encogido aunque su tamaño era considerable tres meses antes. Pero el Alloderm® implantado hace cuatro años y medio en el tabique sigue en su sitio y con un tamaño adecuado. NO se ha encogido en estos años. En mi opinión profesional, esto puede deberse (tenga en cuenta que es solo una teoría sin una prueba fehaciente que la respalde a que mientras a la parte posterior de la nariz el riego sanguíneo que le llega es abundante, el injerto está puesto en un túnel submucoperiostal, en donde llega poca sangre. El hueso mismo no tiene mucha sangre, y el túnel tampoco, a no ser que se altere. Cuando hago un implante en el tabique, la zona siempre ha sido operada previamente, por lo que trato de «encontrar el plano» y me aseguro de no realizarlo en los planos submucoperiostal o submucopericondrial. Esta transgresión permite el crecimiento de los vasos sanguíneos. Sin embargo, una zona en la que no se haya practicado ninguna cirugía con un plano «correcto» puede provocar un crecimiento de los vasos sanguíneos deficiente y una atrofia del implante De ahora en adelante, trataré de alterar la corteza ósea (usando una cureta, es decir, un instrumento que raspa tejido y hace que el hueso sangre, así como el túnel submucoperiostal (sacar una cantidad desde el interior de la lámina No creo que se tratase de una infección asintomática, aunque puede tratarse de una posibilidad también. Así pues, el motivo por el que el Alloderm® se haya podido encoger es porque se colocó en un plano al que no le llegaba sangre, lo que podría explicar por qué algunos médicos afirman que el Alloderm® se reabsorbe. La solución es crear una zona en la que haya un alto riego sanguíneo.

¿Cuánto tarda el cuerpo en absorber el Alloderm®?

Le prescribo a mis pacientes un tratamiento de dos semanas de antibióticos tras el implante, para que la zona permanezca estéril mientras empieza a tener lugar la curación. El Alloderm® es un cuerpo extraño hasta que el cuerpo se regenera dentro de él, así que es una competición entre las bacterias y el organismo del paciente. Así pues, el cuerpo tarda meses hasta que incorpora al Alloderm®. De acuerdo con experiencias clínicas, el Alloderm® se incorpora entre 6 semanas, en el caso de un implante pequeño, y 3 meses, en el caso de uno mayor. Para poder tener una respuesta más precisa, debería realizar estudios en animales.

¿Dónde se implanta el Alloderm®?

Depende del lugar en el que falte tejido. Se coloca debajo de la mucosa en el cornete inferior, a nivel del pericondrio inferior en el tabique, o en el nivel perióstico inferior en las zonas óseas necesarias. Al ver un TAC compruebo dónde falta tejido y qué se puede hacer, pero un examen físico y visual son en última instancia mucho más importantes. ¿La pared lateral no es buena según el Dr. Michael Friedman? Efectivamente, la pared lateral sin cornetes inferiores es una zona donde es difícil colocar un implante. Solo lo pongo en el cornete inferior si tiene el tamaño suficiente; de no ser así, lo pongo en el tabique. Los implantes en las paredes laterales están limitados por el conducto nasolacrimal, por lo que impiden un implante de gran tamaño en el lugar exacto donde es más probable que podría ser beneficioso (cerca de la cabeza del cornete inferior. El tabique nasal, en cambio, sí permite un implante debajo del revestimiento y que se llene un espacio similar a los cornetes próximos o, al menos, donde solían estar.

¿Por qué se realiza el implante de Alloderm® con anestesia general y no con local?

En algunos casos se puede realizar con anestesia local, pero prefiero poner implantes mayores en las zonas posteriores con anestesia general. Para encontrar el sitio exacto de un implante, se necesita que el paciente no se mueva. Operar dentro de la nariz además es menos complicado en un paciente que está quieto. Es peligroso que sangre un paciente que esté despierto, aunque esté sedado. Los médicos solían practicar cirugías sinusales con anestesia local, ya que se pensaba que sentiría la presión en la duramadre y el procedimiento se detendría. Las técnicas anestésicas han mejorado, al igual que las prácticas quirúrgicas, así que se suele optar por la general.

¿Tiene lugar el ciclo nasal con Alloderm®, o se ve afectada la función nasal?

Con el tiempo el Alloderm® adquiere las características del tejido que lo circunda. Si está colocado debajo de la mucosa en el tejido con capacitancia vascular, entonces creo que puede realizar esta función en parte. Además, también formará una cicatriz simple, es decir, tejido fibroso que no es funcional y solo forma un bulto. No creo que la función nasal se vea afectada, pues los tratamientos como la radiofrecuencia o cauterización en el tejido submucoso que son más dañinos en la submucosa que un túnel o una incisión, son temporales. Parece que el implante tiene una leve capacidad de realizar el ciclo nasal. Se puede ver si los implantes se vuelven funcionales si sangran en cuanto se les practica una incisión.

¿Qué opina del Alloderm® inyectable (Cymetra®)?

Puede funcionar bajo una barrera sólida como el pericondrio, el periostio o el Alloderm®. Cuando se mezcla Cymetra® con las especificaciones del fabricante, se rompe la membrana del cornete. Cuando se mezcla con una densidad más ligera, es menos apta, pero se extiende más, lo que significa que la inyección produce un efecto menor. En mi opinión, permanece en su sitio, pero hay que entender que el volumen real del Alloderm® inyectado en la forma de Cymetra® es muy reducido. Por lo tanto, la inyección de Cymetra® ha supuesto una decepción en cuanto a que si es demasiado espesa provoca una rotura y no se produce un aumento de tamaño, por lo que se sale todo, o si está demasiado disuelto, acaba funcionando como una acumulación diseminada. Cabe la posibilidad de que la acumulación diseminada aporte beneficios con el tiempo, pero, entonces, ¿cuántas inyecciones se necesitarían? Cuando se aplica debajo de un implante parece funcionar algo mejor, ya que puede tener un espesor mayor cuando se empuja contra el Alloderm® que tiene encima, que cuando empuja la mucosa en la parte superior. El implante sólido permite que la fuerza se reparta, por lo que se reducen las posibilidades de que haya una rotura. Creo que Cymetra® permanece en su sitio, pero no tengo absoluta certeza. A medida que se extiende, resulta difícil ver su estado en la nariz, ya que no hay ningún bulto visible que se pueda observar o sobre el que hacer un seguimiento.

¿Se puede utilizar SIS®?

Sin duda, ya que se trata un producto de colágeno, pero de origen porcino. Es fino, así que se necesitan muchas capas. ¿Geoterapia para el tejido? Tengo mis dudas. ¿Silicona? Es un cuerpo extraño y tiende a ser expulsado e infectarse.

¿Cuánto cuesta una cirugía de implante?

La cantidad varía en función de dónde y qué procedimiento quirúrgico se utilice. Por lo general, asciende hasta los 5.000-15.000 dólares. No tengo ningún control sobre los costes, solo los códigos de la terminología actualizada de procedimientos médicos (Current Procedural Terminology, CPT. Puedo realizarles cirugía a pacientes indigentes de la ciudad de Cuyahoga, Ohio, pero otros tienen que pagar ellos mismos o hacer uso de su seguro médico. He tenido mucha suerte, ya que se ha aprobado la cobertura de pacientes.

¿Está más hidratada la nariz tras el implante?

Eso es lo que parece. A medida en que el flujo de aire se reduce, se elimina menos humedad en la nariz, por lo que permanece hidratada. Sin embargo, la hidratación sigue siendo un asunto importante tras el implante.

¿Se puede trasplantar un cornete?

No con la tecnología médica actual. Los vasos sanguíneos que están en el interior de la nariz no pueden unirse a otros. Y los inmunodepresores no son una buena opción ni son aceptables en esta zona. ¿Se puede implantar mucosa? No hay áreas donantes de la propia persona. La nariz tiene el epitelio respiratorio, así que la respuesta es que no.

¿Cirugía nasal? ¡No caiga en la garras del síndrome de la nariz vacía!

¿Sería posible reconstruir al menos el hueso del cornete encima del cornete extirpado?

Se puede sustituir un hueso aquí. Consulte el artículo del Dr. Rice para conocer un ejemplo. Una lámina fina de hueso es resistente, pero no supone una tarea sencilla. La curación sería prolongada, requeriría sesiones frecuentes de limpieza y podría caerse.

Cuando el epitelio respiratorio, el cual tiene cilios, sufre una metaplasia, ¿Se puede revivir la zona? ¿Un exceso de hidratación o humedad pueden perjudicar a la mucosa o a los cilios de alguna forma?

Sí, los cilios se pueden recuperar si se elimina la causa y les rodea tejido normal (no tejido cicatrizal. Se persigue que los cilios estén «sumergidos» cuando el fluido alrededor de los cilios o la capa en fase sol los rodea a ellos y a todo el epitelio nasal. El suero fisiológico isotónico no tiene por qué dañar los cilios.

Reflexiones sobre los tratamientos

¿Qué opina sobre el uso del algodón para mejorar los síntomas?

Pese a que conozco a pacientes que utilizan el algodón con regularidad sin que lo aspiren y sin sufrir otros problemas, desde un punto vista médico y legal, no puedo aconsejarle a nadie que utilice esta técnica. Debe tratar esta técnica con su otorrinolaringólogo o médico de cabecera antes de probarlo, y puede que sea el otorrinolaringólogo quien coloque el algodón. Lo que sí aconsejo a mis pacientes es que aten un hilo al algodón antes de colocarlo y que peguen con una cinta el hilo a la nariz o a la cara. De esta forma se evitará que se aspire el algodón y se podrá quitar con facilidad. Utilícelo solo durante unas horas seguidas, ya que podría absorber las secreciones. ¿Sigue habiendo un riesgo? Sí, ya que el hilo se podría romper, así que se debería manejar con mucho cuidado. Resulta peligroso dejar el algodón por la noche porque se puede aspirar. He tenido pacientes que han probado a colocar el algodón con unas pinzas y que han averiguado dónde tendría que colocar el implante. Los pacientes con SNV-CI (o posiblemente con SNV-ambos suelen tener buenas opiniones. En el caso del SNV-CM, resulta demasiado difícil colocar el algodón en el sitio adecuado. Creo que un bastoncillo de algodón es una buena idea, ya que se puede quitar con facilidad, es sólido y tiene un tamaño demasiado grande que impide que se aspire. Por último, no introduzca nada hacia la parte superior de la bóveda nasal, ya que el cráneo está justo arriba y se podrían provocar lesiones. Actúe con sensatez y precaución.

¿Aportan algún beneficio las vitaminas?

Las vitaminas son aconsejables para todas las personas, ya que nuestras dietas suelen ser deficientes. No conozco ninguna vitamina ni remedio homeopático para tratar el SNV, pero tampoco empeoran su estado que yo sepa.

¿No pueden los factores de crecimiento provocar crecimiento o hipertrofia del tejido restante?

El factor de crecimiento endotelial vascular y otros componentes similares pueden provocar la proliferación vascular en el corazón. Estos medicamentos pueden producir ceguera por el crecimiento de vasos sanguíneos en la retina, pero el riesgo se ve contrarrestado al revascularizar una zona isquémica dentro del corazón. Estoy de acuerdo con que el SNV es una enfermedad que provoca un gran debilitamiento, pero no pone en riesgo la vida. La nariz está tan cerca del ojo que sospecho que el ojo correría un gran riesgo con una inyección de factor de crecimiento dentro del cornete. No se puede negar que se hayan dado casos de

¿Cirugía nasal? ¡No caiga en la garras del síndrome de la nariz vacía!

ceguera con inyecciones de esteroides dentro de los cornetes. Tengo mis dudas de que la agencia estadounidense FDA (Food and Drug Administration llegue a aprobar el factor de crecimiento endotelial vascular en inyecciones dentro de la nariz.

Experiencias de pacientes

Aunque a la mayoría de los pacientes con el SNV se les ha cortado la mayoría de la parte frontal de los cornetes, ¿Ha observado algún paciente con el SNV con el problema contrario, es decir, que se le haya cortado un poco de la parte trasera en lugar de la frontal?

Recuerdo un paciente que sufría el SNV al que le faltaba la parte trasera del cornete inferior izquierdo. La prueba del algodón en la zona le aportó una considerable mejoría.

¿Ha visto algún paciente al que le falten los cornetes pero que no presente síntomas?

Sí, he visto muchos pacientes a los que les faltan cornetes, medios o inferiores (pero nunca ambos, los cuales no mostraban ningún síntoma. Acuden a mi consulta para tratar la apnea del sueño o un problema en el oído. Siempre me sorprende un poco y les pregunto por su respiración para tratar de sonsacarles síntomas del SNV, pero afirman no tener ninguno.

¿Ha tenido a algún paciente que tenga una perfecta simetría en los cornetes pero que sufra distintos síntomas en cada fosa nasal?

Un paciente se había sometido a tres cirugías de los cornetes y, tras una cirugía de cornetes en agosto de 2006, se quedó con el 25% de los cornetes inferiores en ambos lados y con el 80% de los cornetes medios. Era muy pronto para saber si los síntomas del SNV serían permanentes (todavía quedaba tiempo para que resolviera; de hecho, vi una mujer que resolvió unos diez meses tras la cirugía.

Lo más sorprendentes es que muestra síntomas del SNV en el lado derecho, pero NO en el izquierdo, pese a que su anatomía es completamente simétrica. La prueba del algodón en el lado derecho aportó una considerable mejoría de los síntomas, pero no se produjo ningún cambio en el lado izquierdo «normal». Así que tenemos la prueba viviente de que el SNV es más que una resección de los cornetes, ya que debe caer otra «pieza del dominó» para que ocurra.

Me gustaría demandar al médico que me practicó la cirugía. ¿Me puede ayudar?

No puedo ayudar en este sentido. Estoy intentando recopilar casos de pacientes con el SNV para investigar y publicar esta información. Siendo un testigo experto puedo ayudar a algunas personas, pero puedo desacreditar el trabajo que estoy tratando de conseguir, el cual podría ayudar a muchos enfermos.

¿Hay alguna circunstancia en la que el SNV pueda parecer menos grave que el problema anterior a la cirugía?

En Francia, se realiza un procedimiento denominado nasalización (un término eufemístico). Se trata de un enfoque bastante radical y agresivo en el que se quitan los cornetes y se arranca la mucosa. Sin embargo, se realiza solo en pacientes que sufren pólipos nasales obstructivos de gravedad que no responden ante ningún tratamiento. Es posible que estos pacientes sufran el SNV, pero al comparar sus sensaciones a antes de la cirugía, se sienten mejor.

Otras reflexiones

¿Hay otros médicos que traten el SNV?

Otros médicos que conozco son el Dr. Michael Friedman en Chicago, el Dr. David Slavit en Nueva York y el Dr. Dale Rice en Los Ángeles. Puede que haya otros. Los de la lista muestran un interés variable, pero pueden ser un punto de partida más cercano desde donde vive.

¿Cuál cree que es la incidencia del SNV?

Puede que nunca sepamos la incidencia real del SNV. Con suerte, si el grado de concienciación aumenta, entonces la norma de tratamiento NO sea quitar los cornetes, por lo que no se producirán más SNV-CI, SNV-CM y SNV-ambos.

¿Qué opinión tiene sobre los procedimientos para la reducción de cornetes?

Creo que la reducción de cornetes se puede realizar de forma segura con los tratamientos de fractura externa, radiofrecuencia, cauterización y resección submucosa. No obstante, incluso estos tratamientos más conservadores pueden conseguir resultados negativos si se practican en exceso (es decir, se aplica demasiada energía. No creo que el tratamiento láser tenga mucha utilidad, ya que la destrucción de la mucosa para llegar al tejido que se pretende alcanzar no tiene sentido. No soy partidario de una escisión parcial de los cornetes. Si se descongestiona la zona, y realiza la operación una persona habilidosa, se puede evitar el cornete en esos casos. El riesgo de sufrir el SNV es demasiado elevado como para hacer esto en el caso de una obstrucción nasal. Y no creo que una escisión de los cornetes total o casi total sea adecuada, a no ser que se sospeche que haya cáncer o que exista un problema grave, y se necesite una visualización o exposición óptimas, al igual que en el caso de pérdida de líquido cefalorraquídeo (LCR).

¿Por qué no puede la medicina solucionar este problema a través de la medicina regenerativa?

Puede que sea posible en el futuro, pero no actualmente. Un cornete contiene múltiples elementos y pende en el espacio dentro de la nariz. Una inserción estrecha dificulta e incluso imposibilita que haya riego sanguíneo hacia el implante. La anastamosis de los vasos sanguíneos no es posible a un nivel profundo de la nariz, ya que requiere una visualización amplia, como en el cuello. Sí, se pueden generar el cartílago y sus estructuras, pero un cornete también necesita estar cubierto del epitelio respiratorio y de la submucosa debajo. En la actualidad, no existe una forma fiable de regenerar el epitelio respiratorio.

Apéndice D: Libros de interés

BRUCE, D.F., y GROSSAN, M. (2007). *The Sinus Cure: 7 Simple Steps to Relieve Sinusitis and other Ear, Nose, and Throat Conditions.* Nueva York: Ballantine Books.

CANAUX, E. *Syndrome du nez vide «Non Docteur, je ne suis fou!» Les dangers de la Turbinectomie.* París: Eric canaux et Éditions du Pantheón, 2012.

GROSSAN, M. *How to be Free of Sinus Disease –Permanently!.* Los Ángeles: Hydro Med, 2004.

HIRSCH, A.R. (2004). *What Your Doctor May Not Tell You About Sinusitis: Relieve Your Symptoms and Identify the Real Source of Your Pain.* Nueva York: Warner Books.

IVKER, R. *Sinus Survival: A Self-help Guide.* Nueva York: Penguin Putnam, Inc, 2000.

JOSEPHSON, J. *Sinus Relief Now: The Ground-breaking 5-step Program for Sinus, Allergy, & Asthma.* Nueva York: Perigee Trade, 2006.

KENNEDY, D.W. y OLSEN, M. *Living with Chronic Sinusitis: A Patient's Guide to Sinusitis, Nasal Allergies, Polyps, & their Treatment Options.* Long Island: Hatherleigh Press, 2004.

METSON, R. y MARDON, Steven. *The Harvard Medical Guide to Healing Your Sinuses.* Nueva York: McGraw-Hill, 2005.

TIMMONS, B.H. y LEY, R. (eds.). *Behavioral and Psychological Approaches to Breathing Disorders.* Nueva York: Plenum Press, 1994.

WEST, Kris. Scorpion: *The True Story of a Woman's Victimization by the Medical Industry.* Columbus: Kris West West Publications, 2012.

WILLIAMS, M.L. *The Sinusitis Help Book: A Comprehensive Guide to a Common Problem: Questions, Answers, Options.* Nueva York: John Wiley & Sons, Inc, 1998.

Apéndice E: Bibliografía sobre el SNV desde 2007 hasta 2015

BASTIER, P.L. *et al.* «ß-Tricalcium phosphate implant to repair empty nose syndrome: preliminary results». *Otolaryngology -- Head and Neck Surgery.* Marzo 2013, Vol. 148 (3), pp. 519-522.

CHHABRA, N. *et al.* «The diagnosis and management of empty nose syndrome». *Otolaryngologic Clinics of North America.* April 2009, Vol. 42 (2), pp. 311-330, ix.

COSTE, A. *et al.* «Empty nose syndrome». *European Annals of Otorhinolaryngology, Head and Neck Diseases.* Abril 2012, Vol. 129 (2), pp. 93-97.

DI, M.Y. *et al.* «Numerical simulation of airflow fields in two typical nasal structures of empty nose syndrome: a computational fluid dynamics study». *Plos One.* Diciembre 2013, Vol. 18, 8 (12): e84243.

DI, M.Y. *et al.* «Research progress in empty nose syndrome». *Zhonghua Er Bi Yan Hou Tou Jing Wai Ke Za Zhi.* Octubre 2012, Vol. 47 (10), pp. 873-876.

DIEGO GARCÍA, P. *et al.* «Síndrome de nariz vacía». *Revista de Otorrinonolaringología y Cirugía de Cabeza y Cuello.* Abril 2015, Vol. 75 n.o 1.

FREUND, W *et al.* «Empty nose syndrome: limbic system activation observed by functional magnetic resonance imaging». *The Laryngoscope.* Septiembre 2011, Vol. 121 (9), pp. 2019-2025.

FRIJI, M.T *et al.* «New regenerative approach to atrophic rhinitis using autologous lipoaspirate transfer and platelet-rich plasma in five patients: Our Experience». *Clinical Otolaryngology.* Octubre 2014, Vol. 39 (5), pp. 289-292.

HILDENBRAND, T *et al.* «Rhinitis sicca, dry nose and atrophic rhinitis: a review of the literature». European Archives of Oto-Rhino-Laryngology. Enero de 2011, Vol. 268 (1), pp. 17-26.

HOUSER, S.M. «Surgical treatment for empty nose syndrome». *Archives Otolaryngology - Head & Neck Surgery.* Septiembre 2007, Vol. 133 (9), pp. 858-863.

HOUSER, S.M. «Does the method of inferior turbinate affect the development of Empty Nose Syndrome?». *Journal of Otology & Rhinology.* Febrero 2014, Vol. 3, Issue 3, Jor-13-2014.

IQBAL, F.R. *et al.* «Empty Nose Syndrome post radical turbinate surgery». *The Medical Journal of Malaysia.* Octubre de 2007, Vol. 62 (4), pp. 341-342.

JANG, Y.J *et al.* «Empty nose syndrome: radiologic findings and treatments outcomes of endonasal microplasty using cartilage implants». *The Laryngoscope.* Junio 2011, Vol. 121 (6), pp. 1308-1312.

JIANG, C. *et al.* «Assessment of surgical results in patients with empty nose syndrome using the 25-item Sino-Nasal Outcome Test Evaluation». *Archives of Otolaryngology - Head & Neck Surgery.* Mayo 2014, Vol. 140 (5), pp. 453-458.

JIANG, C. *et al.* «Study of inferior turbinate reconstruction with Medpor for the treatment of empty nose syndrome». *The Laryngoscope.* Mayo 2013, Vol. 123 (5), pp. 1106-1111.

JUNG, J.H. *et al.* «Costal cartilage is a superior implant than conchal cartilage in the treatment of empty nose syndrome». *Otolaryngology -- Head and Neck Surgery.* Septiembre 2013, Vol. 149 (3), pp. 500-505.

KUAN E.C. *et al.* «Empty nose syndrome». *Current Allergy and Asthma Reports.* Enero 2015, Vol. 15 (1), p. 493.

LEMOGNE C. *et al.* «Treating empty nose syndrome as a somatic symptom disorder». *General Hospital Psychiatry Journal.* Mayo-Junio 2015, Vol. 37 (3), p. 273.

LEONG, SC. «The clinical efficacy of surgical interventions for empty nose syndrome: A systematic review». *The Laryngoscope.* Julio 2015, Vol. 125 (7), pp. 1557-1562.

LI, Liang *et al.* «Clinical studies on the ex-vivo expansion of autologous adipose derived stem cells for the functional reconstruction of mucous membrane in empty nose syndrome». Departament of Regenrative Medicine, General Hospital of Armed Police Forces, Beijing 100039, China. Marzo 2014.

MODRZNSKI, M. «Hyaluronic acid gel in the treatment of empty nose syndrome». *American Journal of Rhinology & Allergy.* Marzo-Abril 2011, Vol. 25 (2), pp. 103-106.

PAYNE, S.C. «Empty nose syndrome: what are we really talking about?». *Otolaryngologic Clinics of North America.* Abril 2009, Vol. 42 (2): 331-337, ix-x.

SAAFAN, ME. «Acellular dermal (alloderm) grafts versus silastic sheets implants for management of empty nose syndrome». *European Annals of Otorhinolaryngology, Head and Neck Diseases.* Febrero 2013, Vol. 270 (2), pp. 527-533.

SCHEITHAUER, M.O. «Surgery of the turbinates and "empty nose" syndrome». *Laryngo-Rhino-Otologie.* Mayo 2010; Vol. 89, Suppl 1; S79-102.

SCHEITHAUER, M.O. «Surgery on the turbinates and "empty nose" syndrome». *GMS Current Topics in Otorhinolaryngoly - Head and Neck Surgery.* 2010. Doc: 03.

SOZANSKY, J. *et al.* «Pathophysiology of empty nose syndrome». *The Laryngoscope.* Enero 2015, Vol. 125 (1), pp. 70-74.

TAM, Y.Y. *et al.* «Clinical analysis of submucosal Medpor implantation for empty nose syndrome». *Rhinology.* Marzo 2014, Vol. 52 (1), pp. 35-40.

VELASQUEZ, N. *et al.* «Inferior turbinate reconstruction using porcine small intestine submucosal xenograft demonstrates improved quality of life outcomes in patients with empty nose syndrome», *International Forum of Allergy & Rhinology.* Septiembre 2015. Vol. 2.

XU, XIAO *et al.* «The expansion of autologous adipose-derived stem cells in vitro for the functional reconstruction of nasal mucosal tissue». *Cell & Bioscience.* 2015, 5:54.

Acerca del autor

Tras sufrir el síndrome de la nariz vacía como resultado de una cirugía practicada en 1997, Chris asistió durante siete años a la facultad y es un psicólogo escolar con certificación nacional en el norte del estado de Nueva York, y además consiguió el Certificado de Estudios Superiores (Certificate of Advanced Study, C.A.S.) en psicología escolar en 2009.

Pese a vivir con el síndrome de la nariz vacía desde 1997 y saber lo difícil que puede ser, Chris se considera una persona tremendamente afortunada por estar casado con su preciosa mujer Colleen y por tener seis hijos Faith, Abigail, Luke, Jacob, Charity y Liberty.

En esta foto tomada en Septiembre de 2015, aparece la familia Martin. De izquierda a derecha, en la fila superior: Colleen, Liberty y Chris; y en la fila inferior: Jacob, Faith, Charity, Abigail y Luke.

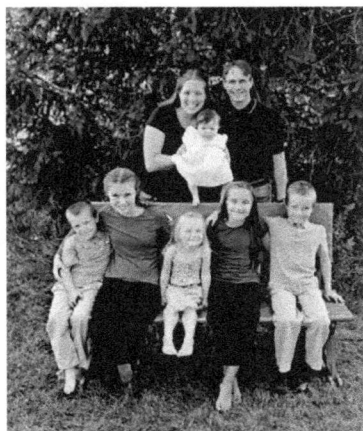